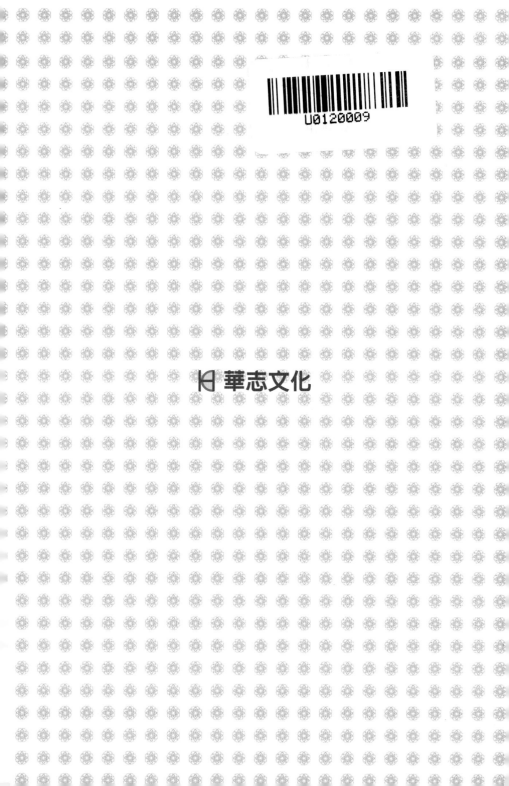

U0120009

H 華志文化

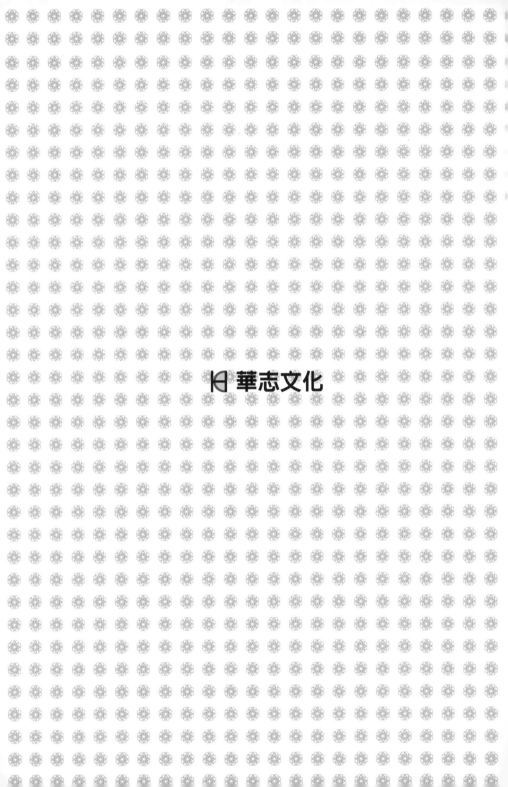

H 華志文化

我們都會老…

如何照顧老人癡呆症

前言
如何照顧老年癡呆症

　　老年癡呆患者（阿茲海默氏症）的日常生活能力下降，他們不認識配偶、子女，穿衣、吃飯、大小便均不能自理。有的還有幻聽幻覺，給自己和周圍的人帶來無盡的痛苦和煩惱。老年癡呆病人的平均生存期為5.5年，此病也是現代社會老年人的主要致死疾病之一。

　　調查發現：患老年癡呆的平均年齡為75～76歲，患血管性癡呆的年齡多在68歲左右。65歲以上人群中，患重度老年癡呆的比率達5％以上，而到80歲，此比率就上升到了15％～20％。

　　患老年癡呆症有社會和遺傳兩大原因，另外近來有研究證實，老年癡呆的產生與老年斑有直接聯繫。老年人隨著年齡的成長，細胞代謝功能逐漸下降，細胞核內產生出一種脂褐質素，這是一種不溶於酸、鹼和有機溶劑而易積聚於細胞內的廢物，它的沉積可形成老年斑。

　　過去人們認為，老年斑發生在面部、頸部、胸部及手足背部、四肢頂端，現在的研究證實，老年斑不僅發生在皮膚表面，而且積聚於心、肝、腎上腺及腦等重要組織中，它可使腦細胞變性、腦功能不全，導致老人的記憶、思維、語言

等發生程度不同的障礙。

推遲老年斑的形成，可延緩老年性癡呆的發生和發展。從近代的研究成果來看，維生素E、C，對氯苯氧酸、二甲胺基乙酯及激素等藥物，對阻止與消除不溶性脂褐質素具有較好的療效。另外，體育活動也可以增強血液循環，減少脂褐質素在血液中的沉積。

了解老年癡呆的早期表現對早期診斷老年癡呆意義重大。因為有些癡呆在早期病因去除後，智慧可完全恢復，而到了中晚期，病情很難逆轉。早期老年癡呆患者並不都會出現以下所有表現，也許只出現部分症狀，但家屬或患者本人一定要注意這些徵兆，及時就診，早期調護，防患於未然。

據專家們提出，老年性癡呆症的發病率隨著年齡的增長而成倍上升，年齡每增長5 歲，發病率即增長1 倍。在65歲以上的年齡段中，老年性癡呆的發病率約為5％；超過85歲，發病率增加到25％；95 歲以上的人群當中高達60％，在整個人群當中，老年性癡呆的患病率平均為4.2％。流行病學資料顯示：60～ 69 歲人群中老年性癡呆症的發病率為2.3％，70 ～ 79 歲為3.97％，80 歲以上為32％。

隨著老齡人口比例超過10％，全社會應該更加關注老年性癡呆症，堅持早預防、早發現、早診斷、早治療。身為子女晚輩者更應好好照顧這些患者，因為我們都會有活到老的那一天。

【注】

①CT 檢查（電腦斷層掃瞄）

②老年性癡呆症又稱阿茲海默氏症（Alzheimer），這是一種腦部疾病，會造成腦部神經細胞功能的逐漸喪失，由於腦部神經細胞專責思考、記憶、運算及行動，所以，隨著時間一分一秒的過去，病人的心智功能逐步喪失，甚至最後連執行最基本的日常生活能力都會失去，像是刷牙、穿衣、洗澡及大小便等。

阿茲海默氏症是失智症的其中一種，依據美國精神科協會所發表的精神疾病診斷標準則手冊第四版(DSM-IV criteria)中，所訂定的失智症診斷標準。

老年癡呆症的 10個常見反應

1‧轉瞬即忘。人人都會忘事，但正常人事後能夠回想起來。老年癡呆患者常常忘事，事後再也想不起來，而且可能反覆問同一個問題，忘掉了早先的答案。

2‧顧前忘後。老年癡呆患者做好飯菜後可能會忘記端上餐桌，甚至徹底忘掉已經做好的飯菜。

3‧詞不達意。患者可能連一些簡單的字詞也會忘記，或者不會使用適當的字、詞，語言表達明顯不如從前。

4‧時間和地點概念混亂。患者可能時間概念混亂或在自己住所的街道、門棟迷路，忘記是怎樣從家裡出來的，也不知道如何回家。

5‧判斷力降低。即使是正常人也有可能分散注意力或者忘掉所看護的兒童，但老年癡呆患者有可能徹底忘記由其所看護的兒童而離開家門，或是輕易受騙上當買了很明顯的「假貨」。

6‧抽象思維能力喪失。患者常常忘掉自己設置的存摺密碼，自己的存款數額也忘得一乾二淨。

7‧隨手亂放物品。患者常會將物品放在不恰當的位置，比如把電熨斗放在冰櫃裡，或把手錶放在餅乾盒裡，或將很

多廢品如爛紙、布頭當作寶貝珍藏，自己也不知道是什麼原因。

8．脾氣和行為變化無常。人老了都會有一些情緒變化，但老年癡呆患者的行為、情緒可能會發生急劇變化，在短短的幾分鐘內會從平靜狀態變為淚流滿面，情不自禁，或拍案而起，怒髮衝冠。

9．性格變化。患者的性格可能會發生劇烈的不合情理的變化，如易感到害怕，或疑神疑鬼、猜忌別人等，與原來的性格大不一樣。

10．失去主動性。常會變得比原來懶惰，不願參與任何活動，甚至是原來喜歡的活動，對人也不熱情。

自測題

　　記憶力減退是老年性癡呆最重要、最常見的早期症狀。目前對記憶力的測定有不少神經心理測定方法，但有一些檢查內容複雜，方法比較煩瑣，難以掌握，需專業人員進行。下面介紹兩個簡單的老人自我檢查方法，如果自我檢查結果有問題，應及早去專科醫院就診。

1. 簡易問題自測

　　回答下列問題，如果對這3個問題都是肯定的回答，那麼說明你可能有記憶力的損害，應到醫院作進一步檢查。

（1）與過去相比，你是否更容易忘記親戚和朋友的名字？

（2）你是否常常將物品放錯地方或忘記把物品放在何處？

（3）在熟悉的街道上，你迷路嗎？

2. 簡易記憶力自測

（1）忘記把東西放在哪裡。

（2）在以前常去的地方走錯路或迷路。

（3）出門忘記帶東西。

（4）昨天和前天告訴你的事，需別人提醒後才能想起。

（5）遇到熟悉的人，常想不起對方的名字。

（6）忘記向別人轉告重要的事情或交代不清。

（7）忘記自己重要的事情（如生日、結婚紀念日、居住地址等）。

（8）重複日常所做的事情（如剛梳過頭又梳了一遍）。

（9）重複告訴別人剛講過的事情，或重複同一個問題。

評分方法：

1分：從未發生或極少發生（1年只有幾次）。

2分：偶爾發生（1個月幾次）。

3分：較常發生（1週幾次）。

4分：經常發生（每天都有）。

評析：

9～12分：記憶很好，無須擔心。

13～19分：記憶功能一般。

20～25分：記憶力低下。

26～36分：記憶很差，有必要找醫生檢查。

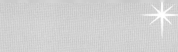

目 錄

 第一部分 關注癡呆，刻不容緩

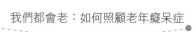

第四部分　均衡膳食，遠離癡呆

第五部分　運動與康復

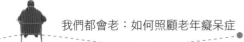
第六部分　早治療，早受益

第一部分

關注癡呆，刻不容緩

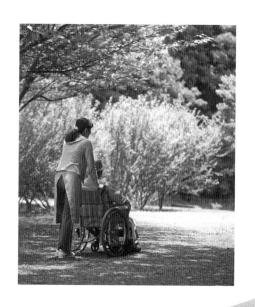

自測題

1·老年性癡呆症最早期的表現是（　）

 A. 記憶力減退

 B. 走丟迷路

 C. 人格改變

 D. 生活不能自理

2·下列哪一項不是老年性癡呆的發病因素（　）

 A. 年齡

 B. 遺傳

 C. 生活方式

 D. 性別

3·關於老年性癡呆的治療說法正確的是（　）

 A. 老年性癡呆是可以治癒的疾病

 B. 老年性癡呆無需治療

 C. 老年性癡呆尚無特效藥物

 D. 老年性癡呆可用中醫治癒

4·下列關於癡呆的說法正確的是（　）

 A.「老糊塗」是正常的

B. 記憶力下降是因為年齡大

C. 醫生對癡呆也沒有什麼辦法

D. 癡呆要堅持早預防，早治療

5・下列哪一項不是老年性癡呆的晚期表現（ ）

A. 病人不認識周圍環境

B. 病人不知年月和季節

C. 病人計算10以內的加減法都有困難

D. 做事丟三落四

參考答案

1.A；2.D；3.C；4.D；5.D

問題回答有誤不用擔心，參看下面文章就會知曉。

一、老人健忘「禍起」老年性癡呆

（一）何謂老年性癡呆？

老年性癡呆是老年人常見的神經系統變性疾病，是癡呆的最常見病因。老年性癡呆起病隱匿，早期症狀是近記憶力減退，人格改變，智能有所下降，空間定向認知不良，常有走丟、不識歸途，或主動性減少、情感不穩，但日常生活自理尚能保持。

進一步發展則認知功能減退，出現失語、失認，有時有意識障礙。可出現神經系統的定位體徵，生活起居已不能自理，常有不恥行為，倫理道德行為均可有改變，甚至出現幻聽、幻視、妄想、躁狂或抑鬱的症狀。晚期則全面智能障礙、臥床、無自主運動，生活完全不能自理，最終因併發症導致死亡。

老年性癡呆晚期最常見的併發症是肺部感染、皮膚感染、泌尿系統感染，或慢性衰竭、惡病質、多器官衰竭而危及生命。目前沒有特效藥物，主要是對症治療，加強生活護理，預防併發症。

老年性癡呆又稱「阿茲海默症」，是指老年老化程度超過生理性老化，或過早老化，致使腦功能障礙，引起獲得性、持續性智能障礙。

在無意識障礙的情況下，有記憶和認識功能障礙，伴有言語、視空間技能、情感或人格改變，並影響其社會活動。老年性癡呆主要表現為記憶力衰退、喪失日常生活能力、脾氣暴躁、喜怒無常，嚴重者甚至不認識自己的家人，完全喪失自理能力，終日需要人照料。

老年性癡呆已成為僅次於心臟病、癌症、中風等導致老年人死亡的第四大殺手，給全社會帶來了極其沉重的負擔。

 專家提醒

記憶力減退是老年性癡呆症最早期的表現，老年性癡呆症發病常很隱匿，不為人們所注意，當老年人有以上表現時，家人應特別重視及關注，使病人得到及時治療，延緩疾病進展。

 （二）老年性癡呆症和健忘症是兩碼事？

人到老年以後，大腦容易發生器質性的智能衰退，從而出現健忘的症狀，比如，常常忘記物品放在何處，難以記住客人的姓名、住址、電話，往往需要借助於筆記。

但是，一般是不會影響自己生活的。健忘的老人不僅能料理自己的生活，還能照顧家人。健忘老人儘管記憶力下降，但對重大事件的認知能力基本上不減。所以，健忘是老年人生理變化的一種表現，而老年性癡呆症則屬於病理性的，又稱老年性精神病。

1·遺忘區別

　　健忘的老年人對做過事情的遺忘總是部分性的；而癡呆的遺忘則是完全惡性的，記不起發生過的事情，似乎此事已完全消失。

2·認知能力

　　健忘老人雖然記憶力下降，但對時間、地點、人物關係和周圍環境的認知能力絲毫未減；而癡呆老人卻喪失了識別周圍環境的認知能力，例如分不清上、下午，不知季節變化，不知身在何處，有時甚至找不到回家的路。

3·生活能力

　　健忘老人雖會記錯日期，有時前講後忘，但他們仍能料理自己的生活，甚至能照顧家人；而癡呆老人隨著病情加重，會逐漸喪失生活自理能力。

4·情緒變化

　　健忘老人有七情六欲；而癡呆老人的情感世界則變得與世無爭，麻木不仁。

5·思維變化

　　健忘老人對記憶力下降相當苦惱，為了不致誤事，常記個備忘錄；而癡呆老人毫無煩惱，思維越來越遲鈍，言語越來越貧乏，缺乏幽默感，反應遲緩。是否語言豐富、幽默多彩，是區別生理健忘和癡呆的重要標誌之一。

專家提醒

老年性健忘和早期早老性癡呆經常是互相有關連的，很難將兩者完全分開。有許多老年性健忘病人不久便會發展為早老性癡呆。每年大約有15%的進行性記憶力損害的病人會轉化為症狀明顯的早老性癡呆。健忘是老年性癡呆的最早表現症狀。

（三）老年性癡呆的10個早期表現

與其他疾病一樣，老年性癡呆也必須早期進行治療和干預，即越早期治療效果就會越好。有關資料顯示，早期治療能改善病人的生存品質，並能延緩老年性癡呆的發展。如何識別老年性癡呆的早期症狀是人們最關心的問題。下面是老年性癡呆的10個早期表現。

1・記憶力減退

尤以近事遺忘最為突出，是癡呆早期最常見的症狀。病人對當天發生的事不能記憶，剛剛做過的事或說過的話不記得，熟悉的人名記憶不起來，忘記約會、忘記貴重物品放何處。

2・難以完成熟悉的工作

癡呆症患者難以勝任日常家務。例如，病人可能不知道穿衣服的次序、做飯菜的步驟。

3‧語言障礙

癡呆症患者可能經常忘記簡單詞語或以不常用的詞語來代替，結果說出來的話讓人無法理解，或說不出日常物品的名字（如手錶），口語量減少。

4‧計算力減退

癡呆症人經常算錯帳、付錯錢。

5‧時間和地點定向認知障礙

癡呆症患者經常忘記今天是星期幾，記不清具體的年、月、日，在熟悉的地方也會迷路。

6‧空間定向認知障礙

癡呆症患者穿外套時手伸不進袖子，迷路或不認得家門，不能畫簡單的幾何圖形。

7‧判斷力受損，抽象思維困難

癡呆症患者反應遲鈍，很難跟上他人交談時的思路。

8‧情緒或行為改變

癡呆症患者的情緒會變得極不穩定，較以往抑鬱、淡漠或激動、焦慮不安、注意力渙散。

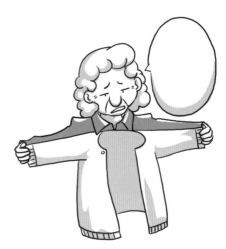

9‧人格改變

癡呆症患者的為人處世較病前不同，如懷疑家人偷竊自己的錢財或把一

些不值錢的東西藏起來。

10．興趣喪失

癡呆症患者可能變得消極，缺乏主動性，長時間坐在電視機前消磨時日或終日昏昏欲睡，對以前的愛好也失去了興趣。

如果您或您的家人有上述症狀，應該及時到醫院就診。如果診斷患有癡呆，就可以及時得到幫助。越早確診，治療效果越好，也越有利於與家人合理安排和計畫以後的生活。

專家提醒

如果家裡的老人記憶力突然變得不好，尤其是近事遺忘、日常的生活能力和行為能力有所下降（比如接電話、做菜等），甚至精神狀態也異常起來，家屬應該警覺並高度重視，立即帶他們到權威機構診斷。及時正確的藥物治療、適當的照料和護理可以減輕病人的痛苦，提高他們的生活品質，減少意外發生，減輕家屬的負擔。

深度閱讀

一般來說，自中年以後人們的記憶力隨著年齡的增長而逐漸衰減，這是正常的現象，是大腦皮質逐步萎縮的結果，這種記憶障礙進展都很緩慢，表現不會很嚴重。

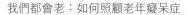

中老年人如果記憶力明顯減退，應該認真地查找一下原因，有些原發病得到及時的治療以後，記憶力即可很快恢復。

如果中老年人突然出現嚴重的記憶力障礙，並有明顯的波動性，時好時壞，這往往是腦動脈硬化所引起的，腦動脈硬化病人的腦部血液供應常因腦血管痙攣而不足，以致影響了腦的功能，使記憶力減退。積極治療腦動脈硬化，使用丹參等藥物改善腦的血液循環，記憶力即可恢復。記憶障礙也是神經衰弱的主要表現，中年人，尤其是中年知識份子，身心疲勞後易患神經衰弱，這種記憶障礙常出現在失眠以後，這時如果適當應用安定、利眠寧或其他安眠藥以改善睡眠，記憶障礙也會好轉。

若在一段時期內記憶減退十分明顯，表現極為嚴重，以致兒女不識，外出回歸不認識家門，甚至連自己的姓名和年齡也記不清，這就是器質性腦病的表現了，應該前往神經科作全面檢查，以明確診斷，採取相應的治療處理。

🍁 （四）老年性癡呆的臨床表現

老年性癡呆女性多於男性，（1.5～2）：1。多緩慢起病，難以確定病期，待癡呆明顯而就診時，常已在發病後1至2年半以上。主要表現為記憶缺損、認知障礙等。病人既不能回憶過去，也不能認識現在，有些病人不能識別親屬，不

知饑飽，生活不能自理，有的病人不識家門，外出後就再也回不來了，給個人、家庭和社會帶來負擔。

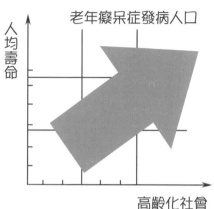

1．智力衰退

最初，常為衰老加速惡化，短期內出現思維遲緩與僵化，以自我為中心，情緒不易控制，注意力不集中，做事馬虎。一段時間後，便出現惡性型遺忘，由偶爾遺忘發展成經常遺忘，由遺忘近事而進展到遠事，由遺忘事件的細節而涉及到事件本身。即刻回憶嚴重受損，幾小時甚至數分鐘前發生的事都無法回憶，以致時間記憶幅度縮短。最終可嚴重到連其姓名、生日及家庭人口都完全遺忘，好像生活在孩童時代一樣，並常伴計算力減退。

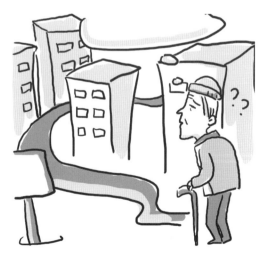

在記憶缺損的同時，又可出現定向認知障礙。如出門後不

認識回家路線，如廁完畢，就找不到所睡的病床等。

聯想困難，理解力減退，判斷力差。起初表現為工作毫無計劃性與創造性，然後連原來熟悉的工作都無法完成。例如，平時一直做飯很可口，但現在竟掌握不了火候與佐料的配用，做得飯菜或太生或過焦，或者非淡即鹹，無法進口。嚴重時，連他人言語都無法理解，令其脫衣則張口，令其伸手則久站不動。

2.行為改變

行為先見幼稚笨拙，常進行無效工作，其後可有無目的性工作。例如翻箱倒櫃，亂放東西，忙忙碌碌，不知所為，愛藏廢物，視作珍寶，怕被盜竊。不注意個人衛生習慣，衣髒不洗，晨起不漱，有時出現悖理與妨礙公共秩序的行為，影響治安。也有動作日益漸少，端坐一隅，呆若木雞。

晚期均行動不能，臥床不起，大小便失禁，生活全無自理能力，形擬植物狀態。據統計，60％病人一般在入院後6個月內死亡，80％病人在入院後18個月內死亡，死亡原因主要為繼發性感染。

3.情感障礙

起初，情感可較幼稚，或呈童樣欣快，情緒易激惹。隨著病情發展，表情呆板，情感遲鈍。

4.局灶症狀

在老年性癡呆症程中，偶可出現局灶症狀。如損害新皮質區最早並最多出現的命名性失語，也可有其他形式失語，

以及各種失用、失認、失算症，最終認知能力可全部喪失。

5．外貌改變

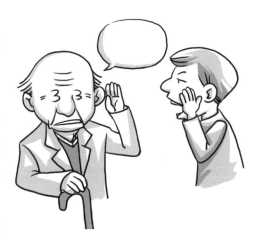

老年性癡呆症患者外貌衰老，常顯得老態龍鍾，滿頭白髮，齒落嘴癟，角膜有老年環。瞳孔對光反應偶見遲鈍。感覺器官功能減退，生理反射遲鈍，軀體彎曲，行走不穩，步態蹣跚，體重減輕，肌肉廢用性萎縮，不自主搖頭，口齒含糊，口涎外溢，手指震顫及書寫困難等。

6．精神改變

少數病人出現興奮，或有荒謬的妄想與幻覺。妄想多為被害、自責、疑病、被偷被盜、貧窮或誇大妄想。癡呆進一步發展，幻覺妄想消失，生活不能自理，大小便失去控制，多死於繼發性感染（褥瘡、肺炎）和衰竭。

 專家提醒

病人的子女應儘量多帶老人散心，多與老人交流，和老人做遊戲，並且督促他們多用腦，比如多讀報紙，多記人名、物名，要有意識地訓練他們，讓他們做力所能及的事，一切都替他們做並不是好事。

（五）老年性癡呆診斷標準

雖然老年性癡呆症人腦組織有其病理特徵，但目前尚無可靠的診斷標誌，故目前診斷主要依據其臨床症狀符合癡呆的診斷標準，緩慢進行性發展的特徵，結合CT（斷層掃瞄）、MRI（核磁共振）等輔助證據綜合分析，排除可引起癡呆的其他軀體和腦的疾病，如血管性癡呆、腦炎後遺症性癡呆、腦外傷後遺症性癡呆等。

1．國際疾病診斷標準

（1）存在癡呆。

（2）潛隱起病，緩慢變化，通常難以指明起病的時間，但他人會察覺到症狀的存在。在進行性發展過程中，可出現一個相對穩定期。

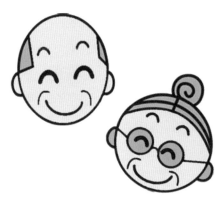

（3）無臨床依據或特殊檢查的結果能夠提示精神障礙是由其他可引起癡呆的全身性疾病或腦的疾病所致（例如，甲狀腺功能低下、高血鈣、維生素B_{12}缺乏、煙酸缺乏、神經梅毒、正常壓力腦積水或硬膜下血腫）。

（4）缺乏突然性、類中風發作，在疾病早期無局灶性神經系統損害體徵，如肢癱、感覺喪失、視野缺損及運動協調不良（但這些症狀會在疾病晚期出現）。

2．老年性癡呆的診斷標準

（1）符合腦器質性精神障礙的診斷標準。

（2）符合癡呆的診斷標準。

（3）起病緩慢，癡呆的發展也緩慢，可有一段時期不惡化，但不可逆。

（4）不是腦血管疾病所致的癡呆。

（5）透過病史、體檢或實驗室檢查，排除其他特定原因所致的癡呆。

（6）透過病史和精神檢查，排除抑鬱所致的假性腦器質性癡呆。

（六）老年性癡呆的臨床分期

老年性癡呆臨床上可分為早、中、晚三期。

1．早期表現

一般是忘性大，通常也能進行正常的社會交往，所以經常不被病人和家屬注意。此時病人最明顯的症狀是記憶（尤其是近期記憶）障礙，病人總愛忘記剛發生

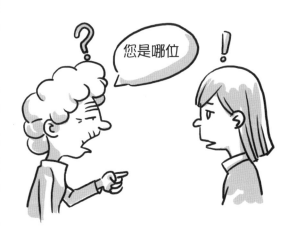

您是哪位

過的事情，而對以前陳芝麻爛穀子的事卻記得頗清楚。家屬有時還會誤認為病人記憶力不錯。具體表現舉例如下。

（1）隨做隨忘，丟三落四：做菜時已放過鹽了，卻不知道放過沒有；明明鎖了門出去，半路上卻又覺得門沒鎖；上街去買菜，忘了拿籃子或錢。

（2）詞不達意，嘮裡嘮叨：本來想表達一種意思，說出來卻是另外一種意思，對一件事總是反覆不停地說。

（3）忘記熟人的名字：走在街上，明明是多年熟人卻叫不出對方的名字。

（4）多疑猜忌：自己東西找不到了，總懷疑被別人偷了。

（5）情感冷漠：對什麼事都不感興趣，甚至對過去很感興趣的事情也覺得索然無味。

（6）計算力下降：上街買菜，挺簡單的帳算起來很費力，甚至根本不會算了。

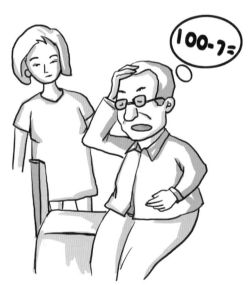

2·中期表現

老年性癡呆發展到中期，則遠記憶和近記憶都明顯受損，

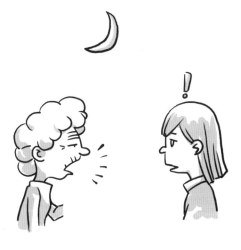

如忘記用了多年的電話號碼，記不住以前常用的事物。有些老人表現出明顯的性格和行為改變，如以前脾氣溫和、為人寬厚，現在變得脾氣暴躁、心胸狹小；以前脾氣很壞，現在卻特別聽話。多數病人表現為對周圍的事情不感興趣，缺乏熱情，不能完成已經習慣了的工作。有些病人表現為不安，如無目的地在室內走來走去，或半夜起床到處亂摸、開門、關門、搬東西等。有些病人走得稍遠一點就有可能迷路，有的甚至在很熟悉的環境中迷路。

3．晚期表現

病人不認識周圍環境，不知年月和季節，算術10以內的加減法都有困難，日常生活需要他人照顧，最多只能記起自己或配偶等一兩個人的名字。

專家提醒

老年性癡呆的早期發現與早期治療，可以以較小的費用，得到較好的效果。因此當你身邊的老人出現記憶力減退、反應遲鈍、丟三落四、神情淡漠、嘮叨多疑等現象時，不要以為是正常的老態，應及時找專業醫師診治。

深度閱讀

易患老年性癡呆的10種人

1 · 性情急躁好生氣者。

2 · 不愛交際的孤僻者。

3 · 無任何興趣和愛好、生活單調者。

4 · 埋頭工作不懂娛樂者。

5 · 不信任他人、對財物十分吝嗇者。

6 · 自以為是、不聽別人意見者。

7 · 少言語不愛笑者。

8 · 常獨處於空氣不流通、光線又暗的房子者。

9 · 因某種原因整日憂鬱者。

10 · 缺少運動、情緒不佳者。

（七）老年性癡呆的疾病分類

1 · 原發性癡呆

原發性癡呆即「阿茲海默症」，是大腦皮質受累、退行性變或萎縮的結果。

阿茲海默症是一種病因不明的漸進性疾病，病理特徵是以澱粉樣蛋白質沉積為核心的老年斑和神經纖維纏結。隱匿起病，何時起病不易察覺，多數病人起病在60歲後，少數也可在45～59歲年齡段產生。女性多於男性。

阿茲海默症病人的臨床症狀為持續進行的智能減退，

從診斷到死亡為3～25年，平均為5～10年，病程發展不可逆轉。記憶障礙幾乎總是本病的首發症狀，繼而出現智能的全面減退，日常生活自理困難，人格改變以及妄想、抑鬱等精神症狀。常出現失語、失用、失認等大腦皮質功能受損的症狀。神經系統症狀一般出現在疾病晚期，可有偏癱（半身麻痺）、步態不穩、大小便失禁、吞咽困難和癲癇發作等。

CT或MRI檢查顯示，腦室和腦溝明顯擴大，頂葉、顳葉和額葉，特別是海馬部位有萎縮。

2‧腦血管性癡呆

腦血管性癡呆即多發性梗死性癡呆，是腦血管病導致腦循環障礙，使大腦皮質缺血致腦功能減退，出現癡呆。

腦血管性癡呆是指由於腦血管病變所引起、以癡呆為主要臨床表現的疾病。一般發病在50歲以後，男性多於女性。發病較阿茲海默症快，病程呈階梯式進展，病情可有起伏波動，家屬反映病人的腦子「一陣清楚，一陣糊塗」。

早期可表現為某一方面的損害，發展到中、晚期才出現智能的全面減退。常有高血壓或低血壓史、中風史，早期就可出現神經系統的體徵如偏癱、口齒不清、無故跌倒等。CT和MRI檢查可有明確的腦血管病變。病人早期就可出現情感障礙，表現為控制情感的能力減弱，極易傷感或易發脾氣，無故抑鬱、焦慮等。腦血管性癡呆和阿茲海默症可以根據下表來區別。

專家提醒

只有弄清病因才能對症施治，懷疑老年人有癡呆症，應帶老年人去正規醫院檢查明確診斷。

腦血管癡呆和阿茲海默症的區別

項目	腦血管性癡呆	阿茲海默症
起病	較急，常有高血壓	隱匿發病
病程	呈波動或階梯惡化，可有多次中風發作，腦血循環改善後症狀可減輕	病情緩慢，進行性發展
早期症狀	神經衰弱綜合症	近事記憶受損
臨床特徵	以記憶障礙為主的局限性癡呆，判斷力、自知力持久，個性改變不明顯，主要為近事記憶障礙，情感脆弱。	全面性癡呆，早期即喪失自知力，個性改變出現早且日益加重。近事、遠事記憶均差，情感淡漠或欣快。
神經系統體徵	存在，如偏癱、癲癇、口齒不清等	早期無
CT或MRI	局部腦血管病變	腦皮質全面萎縮

深度閱讀

烈日下穿著厚衣，寒冬時卻只披薄衫；一把電熨斗，卻放進電冰箱；原先一直好脾氣的父親，突然變得多疑、

淡漠、焦慮或粗暴……。如果家裡老人出現這種情況時，請千萬不要忽視，更不要責備他，因為他很有可能患了老年性癡呆。

老年性癡呆是起病緩慢、逐步進展而加重的一種慢性腦器質性精神疾病。在疾病早期，有一些特徵性的、對診斷有價值的所謂「疾病信號症狀」。如果能及早察覺這些信號症狀，對本病的早期診斷和治療具有重要的意義，人們根據這些症狀可以及早地發現老年性癡呆症。

（八）認識癡呆的三大盲點

臨床上經常遇到一些病人，當被確診為老年性癡呆時，家屬很難理解和接受事實，往往認為病人只是老糊塗而已。

盲點一：「老糊塗」是正常的

雖然年齡增長是癡呆的重要危險因素，但癡呆並不是衰老過程必然的結果。在80歲以上人群中，大約20％患有癡呆，這意味著80％的高齡老人沒有患上該病，也就是說「老糊塗」是不正常的，很有可能就是老年性癡呆。

盲點二：記憶力下降是因為年齡大

任何年齡階段，記性不好都不是正常現象，應該找出原因。壓力大、緊張、睡眠不足都可能引起記憶力下降。雖然進入老年期之後，記憶和反應速度可有輕微下降，但這通常不會影響到日常生活。

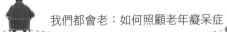

盲點三：醫生對癡呆也沒有什麼辦法

對於輕度至中度癡呆，藥物有一定幫助。專家認為，老年性癡呆的防治關鍵是早期診斷，早期藥物干預可阻止疾病的進一步發展，使病人的生活舒適些。

 專家提醒

是否語言豐富、幽默風趣，是區別生理健忘和癡呆的重要標誌之一。正確區分老糊塗和癡呆，對於癡呆的早期發現和治療很重要。

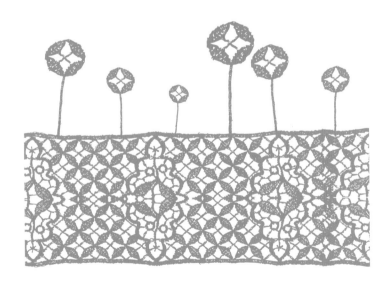

二、老年性癡呆的發病因素

老年性癡呆的真正病因目前還不很明確，但專家們認為，下列因素可能和該病的發生有關。

1・年齡

年齡越大，發生老年性癡呆的機率越高。

2・遺傳

有家族史的人患病機率高。

3・生活方式

如吸菸酗酒、不合理飲食、缺乏鍛鍊、與社會交流少。

4・教育水準

受教育程度越低，患病率越高。

5・各種疾病

如動脈硬化、高血壓、糖尿病、冠心病、腦中風、腦炎、氣體中毒等，可誘發癡呆。

與其他軀體疾病不同，很多人把老年人健忘、變懶、有幻覺等表現看做是「老糊塗」，並不在意。據調查顯示，僅有20％的老年性癡呆症患者就醫，很多老年性癡呆症患者被發現時，已處於晚期。

晚期癡呆症患者，生活不能自理，對自己有害的事情沒有認知，如不知道熱水會燙傷自己、不知道電能電人等，需要家人陪護，生活品質下降，給社會和家庭帶來巨大的負

擔。

如發現老年性癡呆信號，應立即帶老年人到醫院神經內科就診。早診斷、早治療，用些促進腦部血液循環、增強記憶力的藥物及吸氧等，可治癒或延緩病情加重。

 專家提醒

對於癡呆症病人，子女應為其準備好隨身卡片，寫清楚家庭住址、電話號碼、身體狀況等。同時，在家中做好防護措施，如熱水瓶、瓦斯、電器開關等要處理好。

 深度閱讀

腦力工作者不易得老年性癡呆

一項最新研究顯示，從事挑戰性工作的人可能不得不加倍努力地工作，他們可能會因此得到意外的回報，那就是很可能會遠離老年性癡呆。

例如，那些從事管理工作、談判或同消費者打交道的人，患上這種病的機會較低，從事資料分析的人也不易患上老年性癡呆症。

從事複雜工作相當於對大腦進行「鍛鍊」。「鍛鍊」大腦能延緩人們患上老年性癡呆症的時間。

研究發現，經常和他人打交道的人，例如公司老闆等，他們的工作越複雜，患此病的機會便越低。跟從事簡單工作的人相比，擁有最具挑戰性工作的人患老年性癡呆症的可能性減少了22%。

　　其他研究顯示，進行適當的體育鍛鍊或休閒活動，例如讀書和做填字遊戲等能夠刺激大腦，也可以減少患阿茲海默症的機會。科學家推測：堅持「鍛鍊」大腦的人可能有更大的「認知儲備」。「認知儲備」會幫助人們抵擋這種疾病給大腦造成的傷害。

　　研究人員發現，擁有編輯、組織或分析資料等工作經歷的人，對這種病具有抵禦能力。這說明人的大腦是「用進廢退」。

三、老年性癡呆的治療

老年性癡呆尚無特殊治療。目前所採用的治療方法主要是儘量減輕疾病過程中所出現的包括精神症狀在內的各種症狀，延緩癡呆的進一步發展。

 （一）對症治療

主要是針對軀體病如高血壓、心臟病、維生素缺乏等，以及失眠、躁動、抑鬱、妄想觀念的對症治療。

（1）如果病人出現興奮躁動和攻擊行為，可給予抗精神病藥物進行治療。

（2）情緒抑鬱者可用抗抑鬱劑治療，如用藥物難以控制或有明顯自殺傾向者，可在密切觀察下進行改良電抽搐治療。

（3）定向治療：如果病人存在定向障礙，可實施「定向治療」，在門上或牆上等地方貼上醒目的標誌或給予諸如時間、位置等簡單的信號，以幫助病人正確定向。

 專家提醒

一些抗精神病藥物等要在醫生指導下使用，並隨時觀察病人的反應，及時與醫生溝通。

（二）西醫治療

近年來，老年性癡呆的發病率呈逐年上升趨勢。因此，如何治療老年性癡呆，成為越來越多的人關注的話題。下面介紹幾種可治療老年性癡呆的常用藥。

1・腦復康（吡拉西坦，吡乙醯胺）

腦復康可直接作用於大腦皮質，啟動、保護並修復大腦神經細胞，發揮提高記憶力、防止發生癡呆的作用。另據研究，單用此藥治療老年性癡呆的有效率為58.8％，如果與安定、去甲羥安定等藥物合用，其有效率可提高到65.3％。用此藥治療輕、中度癡呆的療效較好，而對重度癡呆則無效。

2・尼莫地平

尼莫地平為第二代鈣拮抗劑。它可有效地調節細胞內鈣離子的濃度，維持細胞的正常生理功能。此藥有改善腦血流量和腦細胞代謝的作用。許多專家認為尼莫地平改善記憶力的作用較強。

3・都可喜

都可喜可透過提高血細胞的攜氧能力，產生改善腦神經細胞氧合代謝的作用。在國外，此藥被廣泛用於治療老年性癡呆和

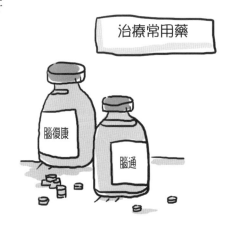

治療常用藥

腦復康

腦通

智力減退症。

4·艾芬地爾

艾芬地爾可透過鬆弛血管平滑肌和抑制 α 受體而發揮擴張腦血管、改善腦細胞代謝的作用。據研究，病人在用藥2小時後，腦血流量可增加10％～25％。故此藥適用於治療由腦血管疾病（腦動脈硬化等）引起的癡呆症。

5·腦通（尼麥角林）

腦通一方面可透過促進細胞遞質——多巴胺的轉換，發揮刺激神經傳導、改善精神情緒異常的作用；另一方面，可透過促進蛋白的合成，改善腦細胞的新陳代謝，發揮提高記憶力的作用。研究表明，用此藥治療老年性癡呆的有效率為80％。

6·雙氫麥角鹼（喜得鎮，海特琴）

雙氫麥角鹼是一種 α 受體阻滯劑。它可透過增強神經元的訊息傳遞能力，發揮活化腦細胞、防治老年性癡呆的作用。自80年代以後，此藥逐漸成為在世界範圍內推廣的治療老年癡呆的有效藥物。

7·長春西汀（卡蘭）

長春西汀是從小蔓長春花中提取的生物鹼。它可通過血腦屏障直接進入腦細胞，發揮改善腦細胞代謝及活化腦細胞的作用，治療老年血管性癡呆的有效率可達85％以上。

專家提醒

家人給病人用藥時，要遵醫囑，不可隨意增減藥量，以免加重病情。

（三）中醫治療

1・人參

　　人參有良好的抗衰老、抗疲勞、提高人體的免疫力、調節神經系統和興奮造血系統功能等作用。可以改善中老年人的微循環，提高記憶、學習能力。常用於治療各種類型的老年性癡呆，尤其適用於心脾氣血兩虛症，發熱感冒、咳嗽痰多、心肝火旺、濕熱蘊阻、食滯不化者慎用。

2・枸杞

　　藥理研究證實，枸杞有降血糖、降血脂、降膽固醇、提高人體免疫功能的作用。常用於治療老年性癡呆肝腎虧虛症。

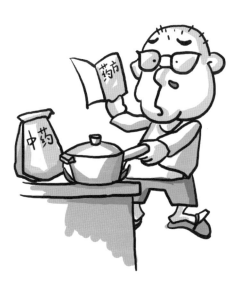

3・石菖蒲

　　石菖蒲有改善記憶能力、擴張血管、降壓等作用。常用於治療老年性癡

呆症，對痰濁阻閉腦絡症尤其適宜。

4·茯苓

茯苓具有抗氧化、防衰老、增加免疫力、提高大腦細胞活性的作用。茯苓有較強的利尿作用，可治療腎炎、心衰水腫。另外還有鎮靜作用，對神經衰弱有效。

 專家提醒

中醫中藥對老年性癡呆的治療有一定作用，注意要遵醫囑服藥。

（四）老年性癡呆藥物治療注意事項

老年人有其藥代學特點，用藥宜特別慎重。由於老年性癡呆症患者大多體質差，腎功能減退，故極易造成藥物在體內積蓄，產生嚴重的副作用。因此，藥量應嚴加限制。

（1）癡呆症老人常忘記吃藥、吃錯藥，或忘了已經服過藥又過量服用，所以老人服藥時必須有人在旁陪伴，幫助病人將藥全部服下，

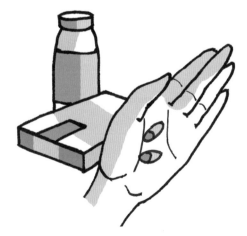

以免遺忘或錯服。

（2）對伴有抑鬱症、幻覺和自殺傾向的癡呆症患者，家人一定要把藥品管理好，放到病人拿不到或找不到的地方。

（3）癡呆症患者服藥後常不能訴說其不適，家屬要細心觀察病人有何不良反應，及時調整給藥方案。

（4）如果病人在接受藥物治療後症狀無改善，切勿盲目加藥。

（5）對體質弱、食欲差的病人應適當補充維生素，維持足夠的營養和注意電解質平衡。

（6）臥床病人、吞咽困難的病人不宜吞服藥片，最好研碎後溶於水中服用。昏迷的病人要用鼻飼管，應由胃管注入藥物。

（7）癡呆老年患者常常不承認自己有病，或者常因幻覺、多疑而認為家人給的是毒藥，所以他們常常拒絕服藥。這就需要家人耐心說服，向病人解釋，可以將藥研碎拌在飯中吃下，對拒絕服藥的病人，一定要看著病人把藥吃下，讓病人張開嘴，看看是否嚥下，防止病人在無人看管後將藥吐掉。

專家提醒

對老年性癡呆症患者，要早發現、早治療。除了進行規範的藥物治療外，更多地需要家人的關注與幫助。家人對病人是否關心，是否配合治療，直接關係到治療的成敗。不論任何人，在任何時候都不能放棄治療，也不能對病人持厭惡或敵視的態度。

（五）保健食療

老年性癡呆症的特點是，精神和智力異常，病人的知覺、智力、記憶能力持續性減退。中醫認為，老年性癡呆是先天稟賦不足或年老肝腎虧虛、腦髓不允所致。故中醫在治療上多採取滋補肝腎、填髓健腦的中藥和食物進行治療和預防。如構把子、鹿膠、龜膠、蓮子、山藥、黃耆、茯苓、胡麻仁、核桃、紫菜、海帶、紅棗、百合、桑甚子、小紅豆等藥食兼宜之品。

食療方：

（1）核桃粥：核桃30克，白米200克，紅棗10枚。將上3味洗淨，放入鍋內，小火熬成粥，每日服2次。

（2）黑芝麻粥：黑芝麻30克，白米100克。將二者洗淨，放入鍋內，小火熬成粥。服時可加蜂蜜1匙攪勻。每日早、晚服食。

（3）枸杞粥：枸杞20克，小米100克，豬瘦肉末30克，洗淨後放鍋內共熬粥。服時加少許低鈉鹽調味。可經常食。

（4）牛骨髓粥：牛骨髓15克，黑芝麻15克，糯米100克。將芝麻、糯米洗淨後，同牛骨髓一起煮粥。食用時可加少量白糖調味，每日服2次。

（5）羊骨粥：羊骨1000克，白米100克，低鈉鹽少許，蔥白2莖，生薑3片，蓮米10克（研細）。

（6）胡桃首烏燉豬腦：胡桃仁、何首烏各15克，天麻6克，豬腦1副，調味品適量。

專家提醒

食療只能提供保健輔助作用，不可替代藥物等正規治療。維持正規治療是康復的關鍵。

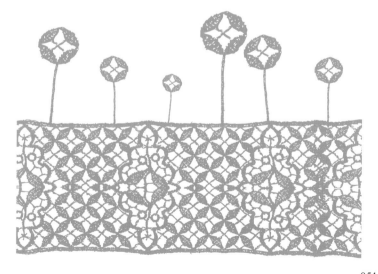

第二部分

日常生活的合理安排

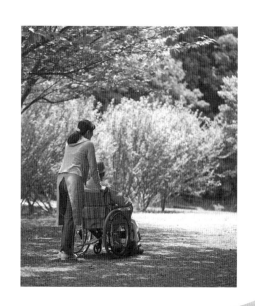

自測題

1 · 老年性癡呆是（　）

　　A. 遺傳病，無需預防

　　B. 隨著年齡的增長而發生，在所難免

　　C. 可以早期預防，控制發病危險因素

　　D. 預防也無效

2 · 下列哪一項不是老年癡呆發病的危險因素（　）

　　A. 高血壓

　　B. 高血脂

　　C. 心臟病

　　D. 女性

3 · 下列哪一項不是適合老年人的運動（　）

　　A. 慢跑

　　B. 太極拳

　　C. 體操

　　D. 和年輕人百米短跑比賽

4 · 哪種不是老年人健康的生活方式（　）

　　A. 按時起床，按時睡覺

B. 經常晒被子

C. 獨自一人看電視很久

D. 和孫子一起玩遊戲

5．照顧老年癡呆症病人應該（　）

A. 讓老年人做力所能及的事，如掃地

B. 儘量不讓老年人做事

C. 老年人可以看電視到想睡覺為止

D. 讓老年人自己吃藥

參考答案

1.C；2.D；3.D；4.C；5.A

問題回答有誤不用擔心，參看下面文章就會知曉。

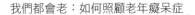

一、預防是個寶

誘發老年性癡呆的主要因素包括年齡的增長、免疫功能低下、病毒感染、鋁製品濫用、鈣離子含量過低、喪失配偶、文化過低、經濟收入低、體育鍛鍊及腦力鍛鍊缺乏、情緒壓抑和空巢獨居等。預防癡呆要從中年期開始。老年性癡呆至今尚無確鑿可靠的治療方法恢復其認識功能，因此，積極預防本病的發生尤為重要。

（一）積極治療原發病

1‧控制血壓

高血壓病是腦中風和血管性癡呆的主要危險因素，對老年性癡呆也有影響。因此，有高血壓者，必須有效地控制血壓，應選擇長效降壓藥，使血壓在24小時內控制在有效水準且較少波動。

2‧保護好心臟

冠心病、心功能不全可影響腦血液供應，誘發癡呆的形成和發展，所以，應積極治療心臟病，預防癡呆的發生。

3‧控制血脂、血糖及血液黏滯度

高脂血症、糖尿病、高黏血症是動脈粥樣硬化、腦中風的主要危險因素，影響腦灌流量及代謝，誘發癡呆的發生。因此，必須長期將血脂、血糖、血液黏滯度控制在正常標

準。

專家提醒

雖然老年性癡呆症的病因尚未完全闡明，但目前已知道一些危險因素對導致癡呆的形成和促進其惡化有重要影響。所以，積極控制這些危險因素，對預防癡呆的發生具有重要作用。

（二）健康飲食

醫學界迄今為止研製治療癡呆症的特效藥為數尚少，於是人們把注意力集中於飲食健腦、預防癡呆上。健腦飲食宜注意三原則。

1 · 新鮮

富含維生素C和維生素E的飲食有助於減低患上早老性癡呆症的風險，研究發現：那些從新鮮食物中大量攝取維生素C和維生素E的人，早老性癡呆症發病率較低。

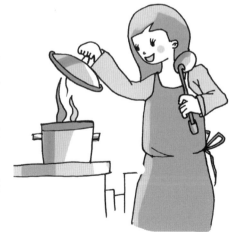

2 · 低脂

癡呆症患者腦部不飽和脂肪酸偏低，而魚肉屬於高級蛋

白質，脂肪酸的含量較高，正好彌補其不足。核桃仁等堅果亦富含不飽和脂肪酸，有健腦功效。

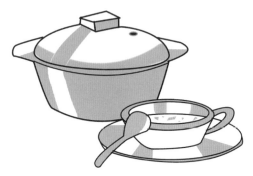

3·無毒

鋁元素是導致癡呆的原因之一，過量的鋁在體內積蓄，會導致大腦行為退化，智力減退，早老癡呆。油條在製作過程使用過鋁鹽，不能多吃。

 專家提醒

健康的飲食才有健康的身體。

（三）勤於鍛鍊

專家指出，同時鍛鍊腦力和身體也許是預防早老性癡呆症最簡便易行的辦法。活動量少會增加早老性癡呆症的發病，適合老年性癡呆的運動

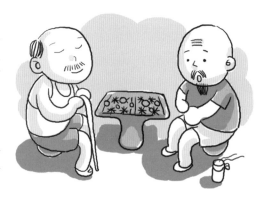

項目有三：

一、是練肌力，例如實心球、沙袋、啞鈴及各種肌力練習器，增強肌力，改善關節功能。

二、是練耐力，例如徒步、慢跑、登山、游泳、郊遊等，可以提高耐力，改善心肺功能，要注意安全。

三、是降壓力，例如散步、打太極拳、練瑜伽、放鬆體操等，透過鍛鍊達到消除身心壓力，緩解大腦疲勞，降低血壓，增強智力。

 專家提醒

身體鍛鍊好，八十不算老；身體鍛鍊差，四十長白髮。有規律的體育鍛鍊可以延年益壽。腦力和體力鍛鍊對於老年性癡呆症患者比吃藥更重要。

（四）家人關愛

要尊重老年人的生活習慣和自尊心，不要過多指責，而要給予鼓勵。不要讓老年人空巢獨居，孤獨會使腦功能減退。其原因有三：

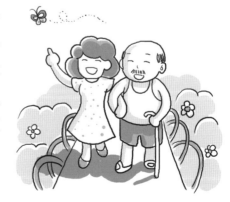

一、是因為孤獨時，

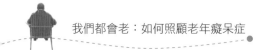

面對的對象數目減少，談話聊天少，大腦資訊輸入必然減少。

　　二、是生活單調，文化體育活動缺乏，大腦資訊處理過程模式化，處理方法簡單化，基本處於失用狀態。

　　三、是大腦資訊輸出減少，結果語言、思維逐漸減少，時間長了，大腦也「死機」。另外，病人外出要有專人陪伴，或把病人的姓名、地址、電話等寫在卡片上，讓病人帶在身上，以防迷路或走失，方便聯繫。

 專家提醒

癡呆症老年人患者常聽不懂家屬的話，此時要多給予提示，切勿責備他，以減少他的挫折感。配合實物圖片和照片，利用肢體語言協助適時安慰、鼓勵和讚揚。當老年人做錯的時候，不要跟他「較真」爭辯，也別武斷地糾正他，而應該耐心地勸導，順著他的意思來。

二、合理的居住環境

 （一）日常生活的照顧

　　如果老年人的記憶力減退非常嚴重，而且進行性加劇，持續時間較長，就會導致嚴重地影響日常生活能力或人際關係，使病人不能適應周圍生活，常需家人的照顧。家有老年性癡呆症病人，其家庭和子女往往不知如何進行有效的日常護理而憂心，急切想瞭解一些有關這方面的知識。這裡介紹一些老年性癡呆症患者的家庭日常護理知識。

1．穿衣

　　（1）對癡呆症患者來說，選擇穿什麼衣服可能太難，把要穿著的衣服按順序排列。

　　（2）避免太多鈕扣的衣服，以拉鏈取代鈕扣，以彈性褲腰取代皮帶。

　　（3）不要選擇繫帶的鞋子。

　　（4）男性可選用寬鬆的內褲，而女性則可選用前面扣鈕的胸罩。

　　（5）多花點時間說服病人接受合適的衣著，千萬不要與之爭執，慢慢給予鼓勵，例如告訴病人這條裙子很適合她，然後再告知穿衣的步驟。

2 · 飲食

（1）定時進食，最好是與其他人一起進食。

（2）如果病人不停地想吃東西，可以把用過的餐具放在洗滌盆中，以提醒病人在不久前才進餐完畢。

（3）病人如果偏食，就要注意是否有足夠的營養。

（4）不要太介意進餐禮儀，用手拿取食物也很方便，亦可使用一些特別設計的碗筷，降低使用上的困難。

（5）給病人逐一解釋進食的步驟，並作示範。

（6）如有需要，可親自餵食。

（7）食物要簡單，最好切成小塊，軟滑的食物較受歡迎。

（8）為避免病人把食物吞下而不加以慢慢咀嚼可能因此導致窒息，最好避免病人同食固體及液體食物。

（9）每天固定安排數次喝水時間，並要注意水不可過熱。

3 · 居住環境

（1）癡呆症患者很難適應環境的變化，盡可能少地改變房間的佈置。

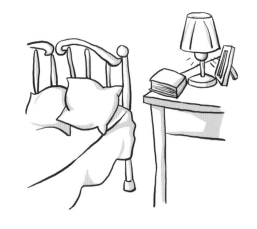

（2）保持房間內的活動場所整齊，沒有礙手礙腳的東西。

（3）家中的電器要收好，蓋住按鈕或關掉電源開關，以防止病人忘記關或者錯誤地使用它們。

4．洗澡

（1）讓病人養成在固定時間洗澡的習慣。

（2）洗澡前，為病人準備好水和洗滌用品。

5．服藥

（1）不要完全相信病人說吃過藥了，監督病人的服藥情況，看著他準時服藥並確認劑量是否正確。

（2）把藥放在安全的地方，以免病人服藥過量。

6．制定好日常活動計畫

癡呆症患者經常焦慮不安、情緒反覆無常、抑鬱、孤僻、無聊，想活動，但又不知道如何開始。因此，制定好日常活動計畫有助於病人參加活動。

（1）活動力求簡單可重複，一次只做一件事。步行是兩人一起運動的最好方式，運動可以改善睡眠和緩解煩躁不安。

（2）控制病人的外出活動，如果要外出一定要有專人陪同以防止病人走丟，必要時在病人身上做好標記，把寫有病人姓名的標籤縫在病人的衣服上。

專家提醒

規律的生活起居是非常有益的，無論病人的病程在何階段，都要讓病人盡可能地多做事情。

（二）良好的生活環境

為老年性癡呆症患者創造一個清潔、舒適、安靜、安全的有利於病情療養的居住環境。

最好把居室安排在向陽的地層，給病人一個獨立的房間，室外應有活動空間。室內要定時通風通氣，以保持空氣新鮮。要保持適度的室溫和活動空間。室內佈置要簡單，要有適當的照明，特別是晚間光線應明亮。

傢俱要適合老年人使用，如床鋪要低一點，最好床的兩旁有保護欄杆，以免跌倒。被褥和衣物要乾淨、鬆軟，要做到勤換、勤洗、勤晒。為防止跌跤，地面應平坦，盥洗間要保持乾淨，廁所間裝置欄杆、護手設備等。應儘量避免室內有金屬玻璃製品及利器（刀、剪）等危險物品。

另外，老年性癡呆症患者的抵抗力較差，容易發生各種感染等併發症。因此，應定期進行室內環境消毒，對使用的物品也應進行定期消毒處理，殺滅細菌。日光中的紫外線具有消毒作用，直接曝晒3～6小時可殺死一般細菌，可把衣物、傢俱等物品搬到室外，加以曝晒。

 專家提醒

好的環境對於癡呆症患者來說，可以防止感染，減少併發症的發生，好的生活環境可以減緩病情的發展。

（三）日常生活的安排

1．理解第一

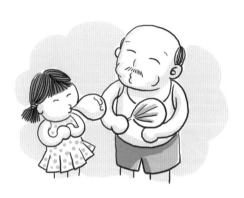

周圍的人，尤其是親屬子女要對老年性癡呆症患者給予充分的理解、諒解，盡可能給老年人創造安靜、舒適並為病人所熟悉的生活環境，儘量保持與社會的接觸，防止處於孤獨封閉的狀態，盡可能多地讓老年人參加一些適合他們的社會活動，注意對他們傾注同情和關懷，衣食住行安排要舒適。

2．生活規律

家屬要設法幫助病人，使其生活具有規律，按時起床洗漱、吃飯、午睡，還應讓他們做一些力所能及的家務活動，讓病人「記住」自己該幹些什麼事情。特別要注意避免晝夜顛倒，白天睡覺，晚上反而精神興奮不寐，這樣既會影響家

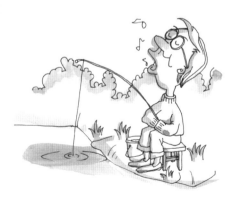

人和鄰里休息，又會由於缺乏照管而出事。

3．多用腦

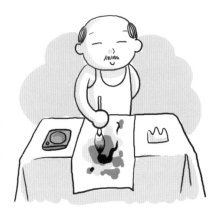

設法幫助病人多動腦筋、強化記憶。用進廢退的規律對人腦也是適用的，腦子也是越用越靈，不用則退化。病人對特別感興趣的事物往往印象較深，所以可以根據病人的具體情況，常給他聽年輕時喜歡聽的音樂，看他年輕時最喜歡看的電影，講述他最感興趣的往事，逐漸強化他對往事的記憶，以維持大腦的活動能力。要常常給他提起親友的情況，親友若能經常探望老人並與他交談，能刺激他的記憶欲望。

4．注意安全

對常服的藥，要標記明確，便不易搞錯，易弄錯的重要藥品最好由別人保管。不要讓病人單獨外出，以避免走失。將家中住址和聯繫電話做成卡片放在病人衣袋中，以便走失後聯繫。

 專家提醒

對待老年性癡呆症患者，家屬要多一些愛心和耐心，提供良好的生活氛圍。

如何克服退休後的孤獨感

退休是人生歷程中的重大轉折之一，從正式退休那天開始，老年人的社會角色發生了變化，從繁忙緊張的工作第一線退下來，生活節奏、工作節奏都突然變得鬆弛緩慢起來，本來天天見面的朋友、同事突然疏遠，天天經過的街道馬路也不常經過了，無所適從和孤獨感的心理情緒會強烈地衝擊，使其感到難以適應。

首先，應有一個正確的人生觀和老年價值觀，長壽的老人們大多是樂觀開朗，有積極的生活態度。克服退休後的孤獨感最有效的辦法是找事做，培養多方面的生活情趣。如：寫字作畫可以陶冶情操、集中注意力，利於忘卻孤獨寂寞；種花養鳥須投入時間與精力，花要肥、鳥要食，需去購買與備置；種花養鳥有一套技術方法，鑽進去會有一番忙碌，花香宜人鳥鳴解悶，可以幫助你擺脫煩惱、驅除孤寂。

其他如參加集體文藝活動、跳舞、打太極拳、下棋、打球等，都能使你在群體內交流思想情感，消除孤獨感。

（四）生活起居注意事項

老年性癡呆症患者往往不引起家屬的足夠重視，而癡呆者患者本身對事物缺乏主動性或自知力，也較少主動積極要求到醫院治療，加上人口老齡化，癡呆症患者增多，不可能均住院治療，目前癡呆者患者大多在門診進行檢查和治療，平時仍停留家中，由家屬進行監護和照料，由於癡呆症病人記憶力差，生活活動能力減退，還會出現行為錯亂等情況，因此必須注意下列情況。

（1）切勿盲目求醫問藥，或道聽塗說，亂用藥物。

（2）注意火種（如香菸頭等）熄滅，瓦斯開關、電插座等安全使用，嚴防意外發生。

（3）加強對思維、記憶、計算等能力的訓練，多開導、啟發、培養興趣，以提高智力活動。

（4）對早期癡呆患者要鼓勵參加簡單的工作、戶外活動或社交活動，以振奮精神，增強體質，並應防止外出時迷路走失。

（5）飲食要適合病人口味，保證豐富的營養，品種多樣化，以提高食欲，但應避免病人因健忘吃了再吃，飲食過度或不主動進食情況。

（6）血管性癡呆患者常伴有吞嚥困難，進食時注意避免咳嗆，不宜過快，防止食物誤入氣管，引起窒息。

（7）注意個人衛生，督促病人洗臉刷牙，經常洗澡，若

不能自理，隨時給予幫助，避免毛巾、抹布錯亂使用。

（8）天氣變化時，及時關心增減衣服，以及衣著的整潔，防止亂穿衣或倒穿、反穿衣褲等。

（9）室內保持環境舒適，空氣新鮮，陽光充足。

專家提醒

家屬應該勤觀察、多詢問，老年人往往可出現其他臟器功能衰退或某些疾病，癡呆症患者因感覺遲鈍，反應能力差，若不細心觀察、不及時處理，將造成嚴重的後果。

深度閱讀

老人鍛鍊需要家庭支持

俗話說，生命在於運動。運動對於老年人更是有益處。當家人和朋友主動支持老年人進行身體鍛鍊時，老年人的鍛鍊心理會發生變化，從而將鍛鍊變成一種生活中的樂趣，而不是枯燥的強迫鍛鍊。家庭和朋友的支持對老年人克服鍛鍊中的困難和擺脫老年惰性十分有幫助。

當人步入55歲以後，大多喜歡坐在家裡，最多出去散散步，而對進行有一定運動量的鍛鍊，如打籃球、做健身操或打羽毛球，缺乏應有的信心和熱情。研究顯示，大多數老年人的體力能夠支持適量的身體鍛鍊，但是進行和持續這種鍛鍊的信心卻在很大程度上受家庭和朋友支持的影響。

許多老年人知道鍛鍊的重要性，也覺得自己仍有一定的體力，但心理上總覺得自己年齡已偏大，不應該像年輕人那樣蹦蹦跳跳，把自己的生活方式與「老年」直接掛起鉤來。在這種時候，當兒女的如果能主動支持老年人出去鍛鍊，並為其提供一定的便利，那麼老年人持續鍛鍊的信心就會大大增強。

　　其實，家人支持老年人鍛鍊的益處不僅是能讓老年人身體變得更加硬朗，而且還能減少老年性癡呆症、抑鬱症的發病，從而給整個家庭減輕負擔，是一種雙贏的結果。

　　因此，當兒女的千萬不要把老年人的身體鍛鍊當做可有可無的事情，而是應當加以重視，積極與老人共同制訂適宜的鍛鍊計畫，並為老年人的鍛鍊做出精心的物質安排。

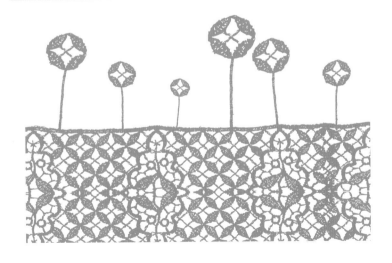

三、智力鍛鍊

　　智力活動內容很豐富，如生活常識、社會適應能力、計算分析、邏輯聯想能力、思維的靈活性等方面的訓練。

1．邏輯聯想、思維靈活性訓練

　　從兒童玩具中去尋找一些有益於智力的玩具。

2．分析和綜合能力訓練

　　經常讓病人對一些圖片、實物、單詞作歸納和分類。

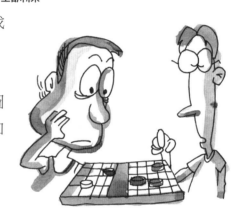

3．理解和表達能力訓練

　　給病人講述一些事情，講完後可以提一些問題讓病人回答。

4．社會適應能力訓練

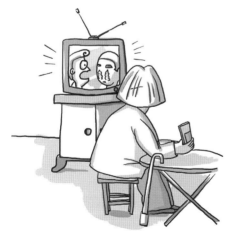

　　盡可能地讓病人多瞭解外部的資訊，不要使其處於封閉的生活環境，鼓勵與他人的接觸交流。對

於家庭生活中的事情應當有目的地讓病人參與，並給予指導和幫助。

5・常識的訓練

所謂的「常識」，有相當的內容屬於病人曾經知道的、儲存在記憶庫裡的東西，伴隨病情加重不斷丟失。如果能經常提取、再儲存，遺忘速度會大大減慢。

6・數字概念和計算能力的訓練

抽象的數字對於文化程度較低的老年人比較困難，更何況有認知障礙的病人，但在生活中處處存在數字概念和計算，只要我們留意，可以有許多讓病人鍛鍊的機會。

 專家提醒

腦越用越靈，腦力工作可以加速腦血流，減少老年性癡呆的腦萎縮。

與老年性癡呆病人溝通技巧

溝通包括語言和非語言兩種方式，透過適當的溝通方法，使患有癡呆症的老人感受到家人及外界對他的支持，從而減少無助或挫敗感。

1・言語溝通的要訣

（1）留意周圍的環境，嘈雜的環境會妨礙資訊交流。

（2）談話時採用簡短及易懂字句，說話時速度適中、咬字清楚及語調平和。盡可能用他熟悉的方言。

（3）嘗試以當日發生的事情、人物、地點、天氣等作為談話的開始。

（4）選擇老人熟悉的話題，保持對話流暢。

（5）向老人發問的題目，可附帶一些選擇。例如：是吃蘋果還是吃香蕉？

（6）給予老人充裕時間思考問題。老人回答時，給予即時鼓勵，如微笑、口頭讚賞等。

2．言語溝通時應避免

（1）以命令方式與老人講話。

（2）當與老人意見不同時，與老人爭論。

（3）與老人談話採用較大聲調時，令其感到被「呼喝」。

（4）在老人面前談論或嘲諷對方或他人的錯失。

（5）用代名詞如「他」或「它」去代表某些人物或物品的名稱。

深度閱讀

玩具可以幫助老年人健腦

醫學專家研究發現，要保護老年人的智力，首先要充分保護腦力。老年人除了適當的營養和充足的睡眠外，還要堅持勤於用腦，腦是越用越靈的，正所謂「流動的水不會發臭，經常轉動的門軸不會腐爛」。

所以，老年人在日常的工作和學習之餘，應該可維持玩玩具。這樣，不僅大腦接受了更多的資訊，同時老人的情緒也會樂觀起來，從而提高免疫系統的功能。

心理學專家提出：老年人的好奇心特別重，玩具可以滿足他們的精神需要；一些老人生活孤獨，如果能培養起喜愛玩具的興趣，會給生活增加許多調味劑，對患有輕度老年性癡呆症的老人，不僅可以提高生活的品質，還可以促進健康而延年益壽。

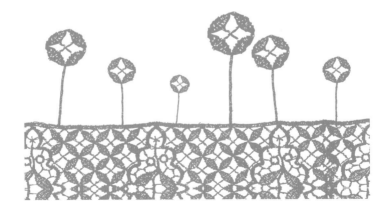

四、心理護理及心理治療

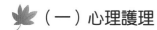（一）心理護理

1‧尊重病人

對老年性癡呆症患者發生的一些精神症狀和性格變化，如猜疑、自私、幻覺、妄想，家人應理解是由疾病所致。老年性癡呆症患者常常存在理解困難，但對別人說話的語氣非常敏感。偏激的語氣會令病人不安，平和的語氣則讓老人覺得安慰。

對於病人的提問，應給予簡單明瞭又認真的回答，不要過於繁瑣，更不要敷衍了事。要理解、寬容，給予愛心。

用誠懇的態度對待病人，耐心聽取病人的訴說，對於病人的嘮叨不要橫加阻擋或指責。儘量滿足其合理要求，有些不能滿足應耐心解說，切忌使用傷害感情或損害病人自尊心的語言和行為，使之受到心理傷害，產生低落情緒，甚至發生攻擊性行為。更不能因為病人固執、摔打東西而對其進行人格侮辱，或採用關、鎖的方法來處理。

2‧鼓勵病人

家人應用心掌握病人的心理狀態，有計劃、有目的的與病人交談，解決其思想上的問題，注意掌握一定的談話技巧，使其消除不必要的思想顧慮，以促進疾病的穩定與緩

解。不要和病人發生爭執，不要一味堅持自己的觀點，否則會使病人緊張。

有時病人可能不願做一些事情，如刷牙、洗臉等，不要強迫病人。家屬應當溫柔地要求病人，試著說：「該刷牙洗臉了，這是你的牙刷和毛巾。」

3·消除憂慮

老年性癡呆早期是病人心理變化最複雜的時期。老年人常常為自己的頭腦糊塗、記憶力減退等身心不適而十分苦惱，甚至悲傷抑鬱，失去生活的信心。這是最需要心理疏導的，也是容易收到治療效果的時期。病人可能經常反覆地問同一個問題，應弄清楚病人為什麼總是問這個問題，並消除他們的擔憂。

4·融入現實

老年性癡呆症患者早期的主要表現是近期事情的遺忘，把自己逐漸圈在早年的狹窄的小田地裡，而越來越脫離現實。病人的思維跟不上時代。大腦沒有新鮮刺激，就容易萎縮，讓病人適當看看電視，多帶病人出去轉轉、逛逛公園，讓病人的視野和頭腦也能與時代同步。

5·細心呵護

對於意識障礙且處於興奮狀態患者，家屬要認真觀察其有無發燒、尿瀦留等異常，及時予以解除。對病人的某些反應，要給予一定的重視，不要都看成是胡言亂語而不予以理睬。對於有衝動、傷人、自傷、逃跑等病態行為，要提高警

惕，注意防範，專人照管，尤其對有自殺或逃跑企圖的病人要嚴加防備，進行精神安慰，不要責備，以免增加對立情緒。

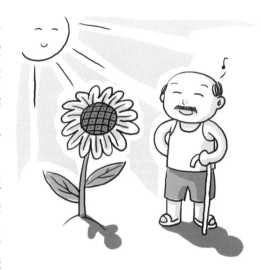

家中剪刀、繩子、火柴、滅鼠藥等要收藏好，以免發生意外。對有嚴重特殊行為或病情不穩的病人，儘量避免其外出活動，必要時可住院治療。

 專家提醒

對於老年性癡呆症患者的治療沒有「立竿見影」的特效藥，家庭和社會應該給予病人積極的心理治療和護理。由於精神因素與老年性癡呆關係密切，所以，做好老年性癡呆症患者的心理護理尤為重要。

（二）心理治療

1．一般心理治療

家屬應儘量透過語言交流、眼神和肢體交流多接觸病

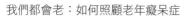

人。語言交流主要是多和老年人談話、聊天。中度以上癡呆症患者往往不能理解，也不能表達自己的內心體驗（或者說已沒有明確的內心體驗），有的只自顧自地念說，但不會影響實施心理治療。

家屬可以帶著病人翻看家庭照片（癡呆症患者遠記憶損害較慢），回憶中、青年時期的快樂時光；學習、工作的成績；子女甚至孫輩的成長歷程，可以保持或鞏固其記憶力。

還可以進行強化訓練，反覆告之生活中易忘記的事情，要求其辨認，或是訓練其記數，從簡單的1位數到2位數。

2．行為康復治療

根據病人的癡呆程度採取多種方式開展行為康復治療。最常用的方法有：

（1）分類照片：把家庭成員中幾個人的照片混在一起讓其分類。

（2）簡易康復操：以活動四肢關節、手指為主。

（3）擇豆：把2～3種豆類混在一起，帶著病人把豆子分類擇出來。

（4）折藝：和病人一起折紙飛機、紙船、千紙鶴、火箭等。

（5）整理房間：指導病人疊被子、疊衣服、擺放床頭櫃上的物品。

（6）參照實物畫圖等。

3．智力遊戲

輕度癡呆症患者，在行為康復治療的同時，須增加一些簡單的智力遊戲訓練。比如看圖識字、識物，或將散亂的局部圖拼組成為一個大的、完整的圖案；把積木搭成規定的或自己喜歡的形狀。其他還有成語解析、回答歇後語、猜謎語；簡單的計算力訓練如「1顆蘋果5塊錢，3顆蘋果多少錢」等類似的、日常生活中經常運用的簡易計算題。癡呆程度輕者，訓練難度逐漸加大；癡呆程度重者，則降低難度，以促進其智能活動為目的。

專家提醒

家屬應當讓老年性癡呆症患者多一些腦力工作，多與老年人說說話，減緩智力的衰退。

如何選擇手杖？

手杖是老人的好夥伴，有些老人對手杖的要求不高，湊合用就行了，長點短點無所謂。其實不然，如果手杖太長，就會重心不穩，容易摔倒；如果選擇了太短的手杖，老人則會自然而然地把重心全倚在手杖上，漸漸地背部向手杖的一側彎曲，出現彎腰弓背的情況。

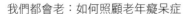

手杖最恰當的高度，應該是人穿鞋站在平地上，兩手自然下垂，取立正姿勢，然後測定手腕部皮膚橫紋至地面的距離，這個距離的尺寸就是老年人使用手杖的理想長度。

手杖的材質和重量也很重要。手杖重了，使用起來會費力；輕了，扶著又有飄忽感。會感覺使用不夠踏實。所以，宜選擇那種拿在手裡有沉穩感的，比如實心木頭或竹頭比較粗的手杖。

一般情況下，如果老年人身體狀況不是太差，選單腳的手杖即可，但如果老人半衡能力較差，或有中風史、關節炎或腿部受過傷、支撐力差等情況，最好選擇多腳的，以增強對身體的支撐力。此外，老年人還要經常檢查手杖的安全，發現問題及時調整，以防發生意外。

另外，如果身體健康最好不要使用手杖，否則就會對手杖產生依賴心理，生命的能動性差，反而不利於身體的健康。如果身體狀況確實需要手杖，也不要拒絕使用。

五、不同時期的行為干預

行為干預的主要目的是配合藥物治療提高病人的記憶和生活功能，可按疾病的嚴重程度分別進行不同的行為干預。

1．早期

病人症狀較輕，少數人可有一定的自知力。此時應把疾病的性質、治療和預後告訴病人，幫助病人進一步認識自己的病情。在家屬的幫助下，給予一些簡單的有關提高記憶力和生活能力訓練方法的指導，讓病人參加家務工作，同時應告知病人放棄做那些需過度用腦和易出現危險的事情（如駕駛汽車、游泳等）。

2．中期

中期症狀較嚴重，而且自知力喪失，記憶和生活能力明顯下降。此時家庭環境應儘量保持平靜舒適，傢俱宜簡單方便，不要經常更動。制定日常生活制度，開展作業治療。除參加簡單的家務工作外，還可讓病人做一些

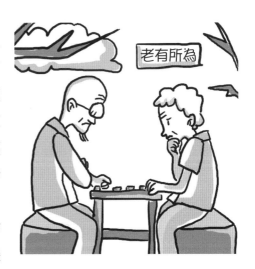

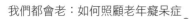

他們感興趣的、力所能及的工作（如文娛活動）。

為了提高病人的記憶力，可開展懷舊治療和音樂治療，利用病人儲備的往昔記憶，給予追思和強化。如給病人反覆看以往有意義的照片（結婚照、全家福等），講述以往難忘的美好回憶，能改善病人的心情，平和激躁行為，提高殘存的記憶功能。

另外，反覆地給予定向和記憶強化（如反覆強調時間、空間和人物的訓練），與病人閒談其感興趣的書報雜誌，讓病人參加簡單的智力遊戲（如簡單的拼圖遊戲），這些都有助於記憶力的提高。

3·晚期

晚期大多數病人生活不能自理，記憶力大部喪失，除對病人進行生活照顧和軀體功能訓練外，家屬應多同病人接觸，態度要好，儘量滿足其要求，以防止其產生「被遺棄」的想法。

另外，本病在病程中常出現情緒抑鬱、幻覺、妄想、興奮躁動等精神症狀，給病人及社會帶來一定的危害，也給家屬的護理帶來一定的困難，也是本病診治及住院的主要原因，我們必須予以重視。因此，應細緻地、定期地觀察病人，注意病情的演變。

對嚴重消極、傷人、暴力行為及明顯幻覺、妄想等危險行為的病人，如照顧困難，應及時住院。對生活不能自理的晚期病人，應建議住老年護理院。對漫遊者應限制或陪伴外

出，也可把具有病人姓名、地址等內容的識別卡放在病人身上，以便走失時，別人能將其護送回家。

專家提醒

不論何時期的護理，家屬都應該付出足夠的耐心，家屬也應學習掌握一些有關精神症狀的安全護理知識，加強對傷人、漫遊、自殺等危險行為的防範意識，以防意外。

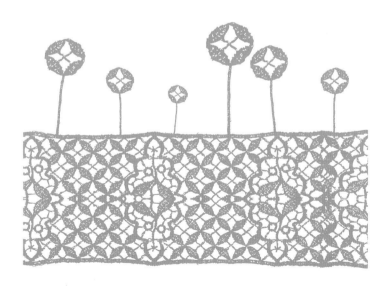

六、防意外、保安全

1·防自我傷害

　　癡呆症老年人的自傷、自殺事件屢見不鮮，其原因不外兩類：

　　一、是喪失自理能力的老年人不願給家人增加負擔，尋求一死了之。

　　二、是由於腦組織退化萎縮，老年人在抑鬱、幻覺或妄想的支配下發生自我傷害。

　　不論哪一種，都需要家人在耐心地加強心理工作的同時進行全面照顧、嚴密觀察，及時排除病人可能自傷、自殺的危險因素，比如保管好利器、電源開關、劇毒藥物等。

2·防跌傷骨折

　　老年性癡呆症患者站立、行走都會發生困難，他們行動時容易跌倒。由於老年人骨質疏鬆，跌倒後極易出現骨折，也有跌傷頭部引起顱內出血的，死亡率相當高。所以，有癡呆症患者家庭的地板、浴池、廁所地面不能太滑，最好鋪地毯。規勸老年人不做難以承擔的工作，上下樓梯一定要有人陪伴和扶持。

3·防意外事故

　　有些癡呆症老年人還患有糖尿病，有多吃多喝症狀，常趁家人不在，自己燒飯做菜，結果造成燒傷、燙傷，嚴重的

甚至引起瓦斯爆炸、中毒或火災。由於他們失去了正常生活能力，發生緊急情況後往往不能應急處理，極易導致嚴重的後果。對於這樣一類病人，應加強看護，不能讓其過多地單獨行動，一些有危險的器具，可鎖入廚房內，不讓其單獨接觸。

4・防藥物中毒

老年性癡呆症患者大多患有許多其他疾病，用藥種類也比較多，如果使用不當最容易引起中毒。尤其是一些心臟病用藥，服用過量會導致猝死。所以家屬不能讓癡呆症患者自己掌握用藥，家中應有專人掌握病人的用藥，以防中毒事件的發生。

5・防病人走失

由於癡呆症患者失去了認家記路的能力，又難以說明自己的身份、住址，一旦走失，常給社會造成困難，也較容易發生意外。所以，家庭成員對癡呆症患者要嚴加看管，限制其外出活動，避免多次遷居。

病人口袋內應放置卡片，寫清病人姓名、疾病、家庭住址、聯繫電話等，一旦迷路，也容易及時和家屬取得聯繫，減少不必要的麻煩。

專家提醒

有的病人突然好轉，卻不符合疾病發展規律，則要特別注意觀察，確定病情是否真正好轉，以免失去疾病治療時機，使病人早日消除上述各種精神症狀，才能真正有效地防止意外事件發生。

6．安全提示

日常飲食中吃大量蔬菜、植物油（尤其椰子油最為有效）等含不飽和脂肪酸的食品，可以減少人們患早老年性癡呆症（阿茲海默症）的危險。要維持人際交往，避免長期陷入憂鬱的情緒及患上憂鬱症，因為憂鬱症也是老人癡呆症的危險因素。專家認為，老年人應保持活力，多用腦，如多看書、學習新事物，甚至和朋友談天，打麻將、下棋等，都可激盪腦力，刺激神經細胞活力。

一般護理：創造安靜、舒適、安全的環境；注意飲食，給予高蛋白、高熱量、高維生素、低糖、低脂的飲食，以清淡、易消化、營養豐富的食物為主；安全護理，防止跌傷、傷人、玩火、噎食等意外；基礎生活護理，協助料理個人衛生；一起參與工作、娛樂活動及行為治療。

飲食要適合病人口味，確保豐富的營養，品種多樣化，以提高食欲，但應避免病人因健忘吃了再吃，飲食過度或不

主動進食情況。蘑菇、雞蛋、大豆、木耳、山藥、海參等食物，對防治早老性癡呆均有一定效果。

血管性癡呆者常伴有吞嚥困難，進食時注意咳嗆，不宜過快，防止食物誤入氣管，引起窒息。

注意個人衛生，督促病人洗臉刷牙，經常洗澡，若不能自理，隨時給予幫助，避免臉巾、浴巾錯亂使用。

天氣變化時，及時關心增減衣服，以及衣著的整潔，防止亂穿衣或倒穿、反穿衣褲等。

室內保持環境舒適，空氣新鮮，陽光充足。

勤觀察、多詢問。老年人往往可出現其他臟器功能衰退或某些疾病，癡呆症患者因感覺遲鈍，反應能力差，若不細心觀察、多詢問，不及時處理，將造成嚴重的後果。

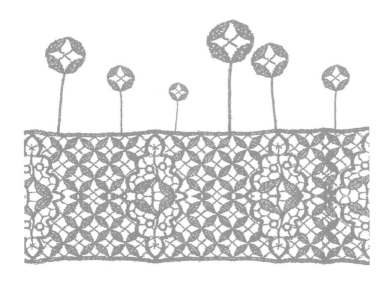

第三部分

家庭護理見奇效

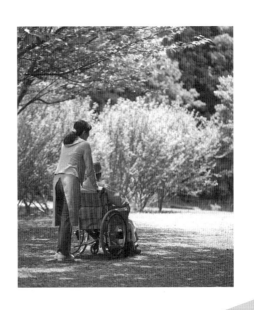

自測題

1·家中有老年癡呆症患者自私、冷淡、情緒不穩時應當（　）

    A. 及時進行醫治，以避免病情進一步發展

    B. 是正常疾病表現，不予理睬

    C. 把病人一人鎖在家裡，防止發生意外

    D. 訓示病人使其聽話

2·關於老年人睡眠哪一項是正確的（　）

    A. 白大睡覺，晚上興奮

    B. 一天睡眠達9個小時

    C. 睡覺和起床都很準時

    D. 睡覺之前有喝咖啡的習慣

3·照顧老年癡呆症患者應當（　）

    A. 家屬幫助能活動的老年人洗臉、刷牙等

    B. 妥善管理家電、瓦斯等，防止發生意外

    C. 讓經常迷路的老年人自己外出

    D. 滿足老年人吸菸喝酒的要求

4·哪種習慣不利於睡眠（　）

    A. 床的高度應略高於人的膝蓋

B. 枕頭使頭部比身體稍高

C. 睡前用熱水洗腳

D. 睡前跑步

5 · 家庭護理記錄不包括（　）

A. 每天大小便情況

B. 康復治療效果

C. 睡眠及生活自理情況

D. 家屬生病

參考答案

1.A；2.C；3.B；4.D；5.D

問題回答有誤不用擔心，參看下面文章就會知曉。

一、日常生活的護理

1．起居護理

　　對生活自理有困難者，應有專人照顧，合理安排其生活起居，按時起床就寢，維持足夠的休息和睡眠時間。安排一些有益於身心健康的活動，如散步、打太極拳、讀報、聽聽輕鬆的音樂、做一些力所能及的家務，以分散病態思維，培養對生活的興趣。對病情較重者，要協助料理生活，照顧衣食冷暖和個人衛生，為病人安排安靜的睡眠環境，對嚴重失眠者可給予輔助入睡。

2．飲食護理

　　老年性癡呆症患者多數因缺乏食欲而少食甚至拒食，直接影響營養的攝入，對這些病人，要選擇營養豐富、清淡宜口的食品，確保其吃飽吃好，對吞咽有困難者應指導緩慢進食，不可催促，以防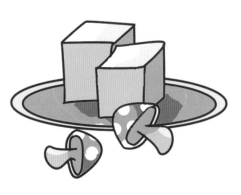噎食及嗆咳。對少數食欲亢進、暴飲暴食者，要適當限制食量，以防止其因消化吸收不良而出現嘔吐、腹瀉。

3．心理護理

　　由於精神因素與老年性癡呆關係密切，所以，做好老年性癡呆症患者的心理護理尤為重要。首先，要注意尊重病人，用誠懇的態度對待病人，切忌使用刺激性、諷刺性語言。鼓勵病人，增強其戰勝疾病的信心，有針對性地掌握病人的心理狀態，然後有計劃、有目的地與病人交談，解決其思想上的問題，注意掌握一定的談話技巧，使其消除不必要的思想顧慮，以促進疾病的穩定與緩解。

4．病情觀察與特別護理

　　老年性癡呆症患者早期除了具有記憶力減退、反應遲鈍、行動緩慢等一般精神衰老的表現以外，個性改變是最常見和最引人注目的症狀，如病人變得孤僻、自私、冷淡、情緒不穩、活動減少、睡眠障礙等。

　　透過發現這些早期精神異常現象，可以及時進行醫治，以避免病情進一步發展。對於意識障礙且處於興奮狀態者，要觀察其有無發燒、尿瀦留等異常，及時予以解除。對病人的某些反應，要給予一定的重視，不要都看成是胡言亂語而不予以理睬。

　　對於有衝動、傷人、自傷、逃跑等病態行為者，要提高警惕，注意防範，專人照管，尤其對有自殺或逃跑企圖的病人要嚴加防備，進行精神安慰，不要責備，以免增加對立情緒。家中剪刀、繩子、火柴、滅鼠藥等要收藏好，以免發生意外。對有嚴重特殊行為或病情不穩的病人，儘量避免其外

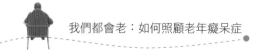

出活動，必要時可住院治療。

 專家提醒

絕大多數的老年性癡呆症患者均由家庭照護，應該說這是一項長期的艱巨的工作，在護理時，要根據病人的病情「順勢引導」，而不是「簡單拒絕」。家庭護理是透過改善對待其態度和方式，間接改善對病人的病態行為，有效的處置而極大地改善癡呆症患者的生活品質，進而延長癡呆症患者的生存期限。

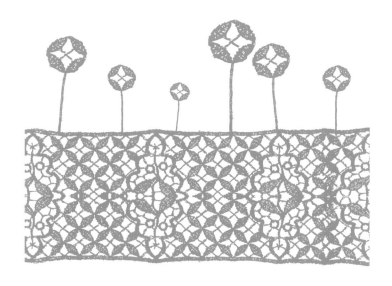

二、合理安排膳食

1・合理安排好三餐

一般三餐的食量分配比例以3：4：3為宜。由於清晨人體的空腹血糖濃度是最低的，而大腦活動的能量只能來自於葡萄糖，故腦細胞對血糖濃度的波動非常敏感，因此只有透過進食以補充足夠的能量，才能維持正常活動，所以品質要高一些。

晚上活動量少，消耗的能量也比白天少，而且晚上由於迷走神經興奮性高，消化系統吸收功能比較強，多餘的熱量會被轉化成脂肪儲存在體內，故一般要少吃一些。總的來說，我們建議「早餐吃好，午餐吃飽，晚餐吃少」。

2・避免過飲過食

暴飲暴食導致多種疾病，如急性胰腺炎、急性腸胃炎、心肌梗塞、腦血管意外。

3・葷素搭配，營養全面

食物的營養貴在巧妙搭配，搭配得好，不但有利於人體很好地吸收其成分，而且可以減少其中的副作用。

4・飲食要清淡

食鹽過多，易引起動脈硬化、高血壓、冠心病、腦溢血。一個人每天食物中攝取的鹽最多不超過10克，有心血管病者更應少食。

5．注意「五多二少」

即多吃粗糧，多吃蔬菜和水果、硬果，多吃植物蛋白質、植物脂肪，多吃含鈣的食物，多吃含維生素C豐富的食物，少吃肉，少吃糖。

6．避免所食食物接觸鋁製品

鋁可能是導致老年性癡呆症的病因之一，故應避免用鋁製的餐飲器皿、發酵劑明礬和其他添加劑。

 專家提醒

家屬要為老年性癡呆症患者合理安排膳食，使病人能得到適切而全面的營養，以保持良好的健康狀況，是一件很重要的事。

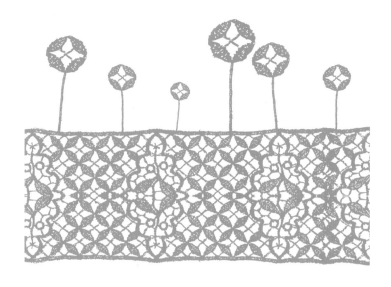

三、老年性癡呆症患者的睡眠護理

在家庭護理中，老年性癡呆最令人頭痛的是睡眠日夜顛倒，即白天呼呼大睡，而晚上不眠，或大吵大鬧，反覆起床，無目的地來回走動，扔東西，喃喃自語；有時開門夜遊，擾亂家庭的睡眠和工作，給家屬帶來不必要的精神負擔。

如果是早、中期病人，睡眠障礙可導致病人的緊張和焦慮，個別病人甚至可為此引起消極自殺行為。

因此，家庭護理中，必須重視病人的睡眠問題。

1.找出睡眠障礙根源

睡眠障礙是一種現象，有很多的原因可以引起睡眠問題，如環境、心理、行為、營養、慢性疾病等因素。晚期病人大多數是因為大腦細胞老化死亡，導致正常的睡眠——覺醒週期紊亂而引起，即正常睡眠的生物時鐘失去規律性。

部分病人是因有嚴重的記憶障礙，失去時間觀念，分不清白天和夜晚而造成的。極少數病人與軀體疾病有關，據調查與睡眠障礙密切相關的疾病有疼痛（關節炎、慢性頭痛、胃潰瘍）、呼吸道疾病（老年慢性支氣管言、哮喘、肺部炎症）、糖尿病（周圍神經炎性疼痛、夜間低血糖、夜間腹瀉）、帕金森病等。本病早期病人會因睡眠障礙引起緊張、焦慮、抑鬱等。

因此，我們必須找到睡眠障礙的可能原因，然後盡可能消除或避免這些原因，來治療睡眠障礙。

2·正確認識睡眠

因睡眠障礙而引起緊張、焦慮、抑鬱的早期病人，應正確對待此問題。首先，應理解判斷睡眠品質的好壞不單決定於睡眠持續時間的長短。研究證實，睡眠所需時間隨年齡增加而逐步減少，正常的中青年一天睡7～8小時，而50歲以後只需5～6小時，70歲以後只需4～5小時，當然每個人的睡眠有差異。

有人提出，人的精神狀態好壞也是睡眠品質好壞的標準。如次晨精力充沛、頭腦清醒、無疲勞感、心情愉快，不管昨晚睡眠時間多少，也證明你的睡眠是好的。因此，完全沒有必要為睡眠時間長短而自認為有睡眠問題而苦惱。這樣可解除精神負擔，有助於睡眠改善。

3·創建舒適的睡眠環境

如環境許可，應讓病人獨居一室，不要隨便轉移床鋪。創建一個安靜、舒適、輕鬆的睡眠環境，需要考慮的因素有照明、雜訊、濕度和舒適度。

4·建立固定的休息時間

病人要按時上床睡眠和按時起床，具體應按每個人的入睡前習慣不同而制訂，如有的人喜歡用音樂、電視誘導睡眠，有的習慣提早上床入睡等。對晚睡病人，家屬可以在固定時間關燈，拉上窗簾，創造睡眠環境，勸說病人上床睡

眠；早上定時開燈，拉開窗簾，叫醒病人起床。

5‧消除睡眠前不良生活習慣

如晚上不要攝食含咖啡、茶、酒精、尼古丁的食品或過度飲食，避免入睡前進行腦力活動、入睡前接受過多精神刺激、白天打盹等。

6‧克服「日暮症狀」

老年性癡呆症患者，特別是晚期病情嚴重者，表現出睡眠時間顛倒，夜間不睡，白天卻睡眠增加；或每到傍晚或夜間精神症狀加重，情緒激動、煩躁或躁動，甚至出現幻想、妄想，多在冬天和家中自然光線減少時發生，這就是所謂的「日暮症狀」。

對這類症狀，家屬應督促病人按時起床，白天安排一些病人感興趣的腦力活動，做一些力所能及的家務工作；或帶病人到外面去散步；白天推醒嗜睡的病人，儘量減少白天睡眠時間；或給服神經系統有興奮甦醒作用的藥物如甲氯芬脂（每日3次，每次0.1克），也可試用含咖啡的飲料，或進行光照療法，以避免病人白天睡覺。

如有精神症狀，也可給予精神藥物治療。

 專家提醒

睡眠在很多疾病形成中都是一個重要因素，保持足夠的睡眠是順應自然，實現健康、長壽的便捷辦法。

做好9件小事，使睡眠更香！

睡眠其實也是一門學問，注意睡眠的一些小細節，有助更好的休息，更快的恢復精神。

1·選好床

首先是床的高度應略高於人的膝蓋，理想的墊物最好是硬板床上鋪以軟硬適中的床墊，這樣，可保持人體脊柱處於正常的生理狀態，從而保證睡眠舒適。

2·用好枕

人的頸部是人體最柔弱的地方，枕頭太高或太低都會影響頸部肌肉的自然放鬆，因此，枕頭只能使頭部比身體稍高一點即可，高度控制在9～15公分為宜。

3·蓋好被

睡眠要暖和才香甜，但被子不能太厚太重，否則會使身體處在一定的壓力之下，有礙人體放鬆休息。另外，睡眠時忌穿緊身衣褲，否則會影響睡眠。

4·臥為弓

中醫學認為，夜晚人體陰氣轉盛而陽氣內斂。屈曲如弓的臥姿有利於陽氣的收斂和人體肌肉筋膜完全放鬆，易於消除疲困。同時人體最好能向右側臥，可減少心腦負擔，促進肝腦藏血功能和胃腸的順利運行。

5·多按摩

睡前不妨進行自我按摩：

如按摩頭皮可產生促進頭皮血液循環、鬆弛神經、消除疲勞、改善頭部營養和氧氣供應之功效，這對防治白髮、脫髮均有良好效果。

按摩臉部有助於除去皮膚陳舊老化的角質層，加速新陳代謝。

按摩腹部有助於胃腸消化及脂肪的代謝，預防腹部「發福」，每次按摩花時不多，日久必見效。

6 · 暖好足

睡前用熱水洗腳，可促進足部血管擴張，加快血液循環。足部穴位較多，熱水的刺激能產生很好的保健作用，尤其是患有失眠和足部靜脈曲張者，用熱水洗足也能減輕症狀，易於入睡。

7 · 擇時睡

按人體生物時鐘的規律，入睡的最佳時間是22～23點，起床時間為早晨5～6點。按此規律睡眠可獲得最佳的睡眠效果。

8 · 補足水

人在夜間入睡後會因呼吸、排尿、出汗等失水而導致血液黏滯度升高，故起床前是腦梗塞發生的高危時間，因此，床前應備有水，在夜間醒來和早晨起床時及時補充水分，這樣可以有保健和防病的作用。

9．流通氣

人每時每刻都在呼吸，睡眠時也不例外，所以臥室應保持空氣的流通，尤其是雨後和早晨空氣較為新鮮，含有較高濃度的氧與負離子，污染物也少，應及時開窗流通空氣。此外，臥室不宜堆積雜物，以減少室內空氣的污染。

 深度閱讀

音樂療法治癡呆症

近年來，一種能有效治療老年性癡呆症等的音樂療法開始普及。從事這種工作，擁有特別資格的音樂治療師透過歌謠及樂器等與病人進行交流，以求改善病人病情。與此相關的，培養專業音樂治療師的學校和地方政府也逐漸增多起來。

在日本，有一名音樂治療師叫道子，她每週五都要到一個老年保健院上班。這裡有不能正常說話的嚴重癡呆症病患者和有著各種機能障礙的老年人。她的工作就是對他們進行音樂治療。

首先，道子拉著老人們的手，依次向他們打招呼問好。然後根據不同的病情，讓他們敲打小鼓等一些簡單的樂器或進行一些簡單的發音練習。接著是讓這些老人們聽

聽一些熟悉的歌謠以喚起他們的記憶。據說當老人們聽到「桃太郎」這類歌謠時，他們會隨著節拍一起拍手，顯得十分高興。道子解釋說：「聽到年輕時唱過的歌謠，他們就好像回到了過去，歌謠引出了他們大腦中的記憶。」

音樂療法是一種使用歌曲和樂器來改善病人病情的治療方法。治療對象多半是癡呆症、自閉症等心理疾病病人。一般醫院多採用藥物治療，音樂療法則不使用藥物，而是運用心理學的方法，給病人以心理上的關愛與治療。音樂能刺激人的各種感覺，因其具有提高人們資訊處理能力的功效。

對音樂治療效果的調查研究方面也已得到了進展。美國是音樂治療較發達的國家。早在50多年前，音樂治療師就獲得了國家認可，治療師的培訓課程也很充實。而在日本，音樂治療師是由民間的全日本音樂療法聯盟認可的，現在約有350名治療師獲得該聯盟的認可，但卻不具有國家資格，因此不能使用醫療保險。

四、家庭護理記錄

記錄好癡呆症患者的臨床症狀演變、病情進展、診斷、治療和護理情況，可以幫助醫生更好瞭解病人在家庭護理中病情的嚴重程度及恢復情況，以便進一步制訂合適的康復計畫。具體內容如下。

1·疾病變化情況

照顧者要記錄疾病的發生時間、症狀及病情進展情況，特別要記錄有關記憶和智能的演變過程，是否有幻覺、妄想、抑鬱等精神症狀的出現。

2·診治及服藥記錄

包括每次或過去到醫院診治的日期及各種檢查（實驗室檢查、頭顱CT檢查等）的日期及結果，所服藥物及服用劑量，以及在家中自服藥物的情況。當然，要詳細記錄服藥後的不良反應。

3·病人的一般護理情況及日常生活功能

如體溫、脈搏、每天飲食情況、大小便情況、睡眠及生活自理情況、軀體疾病等。

4·康復治療效果

在家中用什麼康復治療方法，效果如何等。

專家提醒

家屬最好建立一份病人的家庭護理病歷，將病人的日常生活情況詳細地加以記錄，可每日或每週記錄一次。

跳舞讓你遠離老年性癡呆

隨著人類平均壽命的提高，已提前進入老齡化社會，越來越多的人開始關心老年性癡呆症的預防問題。儘管目前醫學界對老年性癡呆症的發病機制和治療方法所知甚少，然而流行病學家卻好像已經發現了預防這種病的「偏方」。這「偏方」就是就別讓自己的頭腦和身體閒著：避免孤獨、沉默、足不出戶。

動起來遠離癡呆

多多鍛鍊體育運動可以助老年人一臂之力。對老年人來說，運動不必具有競技成分，也無需包含高難動作，散步、騎車、打太極拳都可以算是有效的體育運動。運動本身對大腦細胞是一種良性刺激，它可以幫助健康的神經細胞取代老化、損傷了的細胞，完成那些「退休」細胞的職能。發展愛好發展各種愛好也是保持頭腦興奮的好辦法。

個人愛好的內容因人而異，只要能喚起興趣，就能起到興奮大腦的作用。比如說看電影、參觀藝術展覽、聽

音樂會、到成人學校進修、養花養草，等等。研究發現，做有興趣的事可以幫助人們消除日常精神緊張，對抗由於應激反應對人體包括對大腦細胞的傷害，從而防止老年性癡呆症。

融入社會參與社會活動對大腦也可以產生良性刺激。在美國，老年人常常三五人組成閱讀俱樂部，討論新近出版的讀物。另外，下棋、打牌、參加集會、慈善工作等活動都可以給老年人的大腦細胞帶來經常性的良性刺激。

跳舞讓腦細胞閃爍青春光彩

總結研究所發現的活動內容，不難看出它們分別包括三個方面：那就是體力活動、娛樂活動、社會活動（人際交流）。

最近，美國的阿爾伯特愛因斯坦大學科學家發現了綜合這幾方面的有效活動交誼舞。研究工作者對六十歲以上且無老年性癡呆病史的居民做了多年的跟蹤調查，發現每週跳舞次的人與只跳次或不跳舞的同齡人相比，患老年性癡呆症的機會要少10％。

那麼為什麼跳舞能有如此功效呢？這還得從生物學「用進廢退」的理論說起。根據該理論，經常與人交流可以使細胞處於「被使用」的活躍狀態。在這種狀態下，大腦細胞之間就會不斷進行溝通、聯繫，有些時候還可以建立新的聯繫。

恰恰是這種活躍，使大腦細胞在主人退休之後的很長一段時間內，都可以保持不衰退的工作狀態。相反，如果不激發腦細胞的積極性，缺乏刺激，細胞之間不會建立新聯繫，從前建立的聯繫也會因為長久不用而逐漸荒廢。廢置不用的神經細胞也就慢慢孤立、退化，好像從來不曾存在過一樣。

　　老年性癡呆症患者最先失去的就是負責記憶的神經細胞，而交際舞使人擁有良好的人際交流，從而能夠刺激這些負責記憶的神經細胞，讓它們反覆地記憶、回憶。這樣，就可以幫助記憶細胞不致衰老。

　　科學家們同時認為，跳舞對防止或延緩老年性癡呆症發病的作用，優於其他活動如騎單車、游泳等，原因也許還在於跳舞本身同時激發了運動功能、思維功能、情感活動三方面因素，從而讓腦細胞閃爍青春光彩。

　　當然，選擇活動內容必須根據老年人的身體條件和個人愛好。身體有病的老人顯然不適合跳舞。然而，對於還能跳舞的人來說，交際舞無疑是一種很好的活動方式，它能使您的大腦長時期保持活躍狀態、永葆青春。

五、家庭護理須知

（一）堅持四個原則

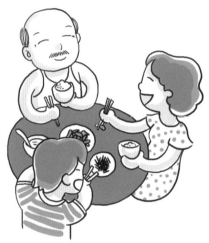

1・愛心第一

以同情、耐心、慈愛、負責、熱情的態度對待病人，保持幽默感。

2・尊重病人

真心關愛病人，尊重病人的感情與感受。

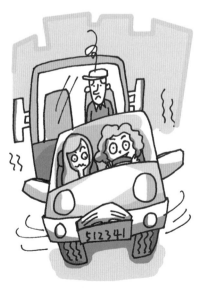

3・靈活的原則

努力理解病人行為背後的原因與意義，適應病人情緒的變化，照護者不能頑固地堅持病人要有依從性，對病人的能力不抱過高期望。

4・培養病人自主生活

維持病人參加每日的日

常活動，至少讓病人有控制自己的生活與環境的感覺。

 專家提醒

任何護理不當都有可能導致癡呆症患者精神或行為問題惡化，家屬要避免突然地改變病人的生活習慣與環境，過於重視照護者自己的權威，例如堅持讓病人按照固定的方式做某件事，或讓病人穿特別的衣物。

（二）做到八項注意

1・創造舒適環境

家屬要為病人創造一個和睦、舒適和清潔的家庭環境，保持一種恆定的、寬容大度的、關心體貼的氣氛。

2・關心尊重老年人

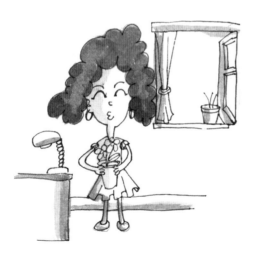

家屬要注意尊重老年人的生活習慣和自尊心，不要過多指責，而要給予鼓勵。癡呆症患者仍然存在與他人交流的願望，如聽、看、表達的能力，同時也有保持親密感與距離感的需要。所以要鼓勵老年性

癡呆症患者進行社會交往，保持一定的社交能力。

3·觀察病情變化

因病人感覺遲鈍，又缺乏主動能力，家屬要加強觀察軀體變化，及早診斷、及早治療。

4·加強能力訓練

家屬要鼓勵病人多參加力所能及的體能鍛鍊和訓練日常生活能力，如體操、太極拳、散步等；生活方面訓練自主排便或使用尿布、洗臉、穿衣等。要考慮到疾病與藥物治療會影響病人的尿量與控制小便的能力。

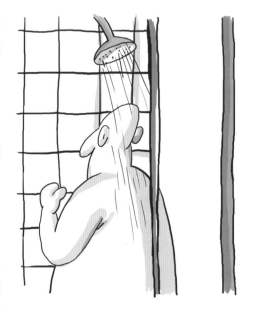

5·仔細照料生活

照顧者瞭解病人的睡眠方式，合理安排病人的作息時刻表，要充分考慮既往的興趣愛好。加強病人的營養，給予營養豐富又易於消化的食物，進食時要慢，防止噎食。同時還考慮病人辨識、處理盤中食物的能力及飲食習慣。

6·防止意外發生

應妥善管理家電、瓦斯等，防止病人發生意外。病人外出需有人陪伴或把病人姓名、地址、聯繫方法等寫在卡片上

讓病人帶在身上，以防意外走失。

7．適當行為干預

行為干預可以緩解輕度抑鬱。增加或鼓勵癡呆症患者做他們所樂意做的事；安排一些與病人趣味相同的人共同進行有趣的活動；鼓勵病人講述過去的、現在的愉快事情，將他們的思維轉到愉快的事件上去。

一旦病人出現過激行為要採取早期干預。無論在何地，應盡可能不採取對軀體的約束措施。約束往往會增加病人恐懼的感覺，並使刺激惡化。可應用觸摸方式─有時觸摸或摟抱可使激動的病人感到舒適。

試著將病人帶離誘使其出現激動與攻擊行為的環境與人群，從正面緩慢地、鎮靜地接近一位激動的病人。分散病人對問題的注意力，並逐漸將他們的注意力轉移到一些無關的、愉快的事情上去─變換其所做的事情，帶他到另一個房間或離開一會兒，應避免與之爭吵。

8．其他治療方法

如音樂治療、寵物治療、藝術治療、運動治療也會減輕癡呆症患者的某些精神行為症狀。

 專家提醒

家屬照顧病人不能抱有憤怒情緒或對病人抱有厭惡感，過分地苛求病人，提出超過他能力的要求。根據病人的病情進展和臨床症狀不同，應採取不同的護理措施。

深度閱讀

老年人生活要三樂

樂，在《現代漢語詞典》中具有「快樂、歡笑」等釋意。作為老年人，更要千方百計地丟棄煩惱，尋找樂趣，達到愉悅身心、延年益壽的目的。

一、是要助人為樂。當別人遇到困難的時候，你如果能夠伸出援助之手，挺身而出為其排憂解難，且不說別人會永遠銘記在心，作為當事人更會覺得做了一件非常有意義的事情，展現了自身價值，感到無比的快樂和滿足，就會進一步促進自身生理系統的協調運作。

二、是要自得其樂。生活中的樂趣是多種多樣的，可以在室內，或者利用庭院養花種草，與一些養花愛好者聊聊「花經」，還可以養一些魚、鳥之類的動物，從中尋找樂趣。還要積極地去參加一些社交活動和社會活動，這樣能讓人感到充實，感到其樂無窮。老年人如果能和小朋友打上交道，這種交往是非常喜樂的。最有效的友好表現，是向他們講述他們那些愛聽的童話故事，只要一次喜歡上你，你就可能成為他們的「忘年之交」。與小朋友多接觸，可以受到更多童心童趣的薰陶，以此降低心理年齡。

三、是要知足常樂。這裡主要是指對物質生活享受的知足，對現有的生活水準表示滿意。物質生活最怕與別人去攀比，張三家有了別墅，自己卻忘塵莫及；李四家有了

小汽車，自己卻只能望洋興嘆……如此攀來比去，未免是在自尋煩惱。金錢買不來健康，金錢並不是萬能的。

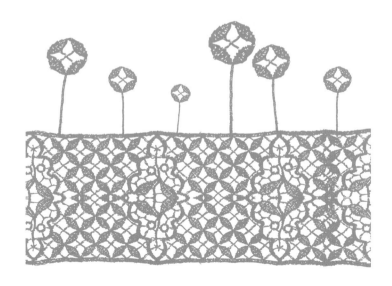

第四部分

均衡膳食，遠離癡呆

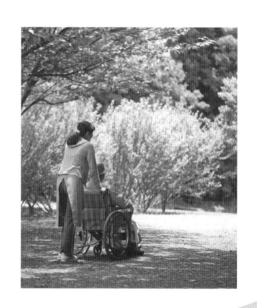

自測題

1‧下列關於老年性癡呆患者的飲食哪一項不正確（ ）

  A. 平時吃大量的蔬菜

  B. 有喝牛奶的習慣

  C. 平時吃很多肥肉

  D. 飯後吃水果

2‧哪種食物不適合老年癡呆症患者（ ）

  A. 魚

  B. 大豆

  C. 雞蛋

  D. 酒

3‧鋁攝入過多是引起老年性癡呆的一個原因，下列哪項食物不適於癡呆症患者（ ）

  A. 粉絲

  B. 餅乾

  C. 饅頭

  D. 麵包

4．哪種微量元素是合成甲狀腺素的主要原料（　）

　　A. 鋅

　　B. 鐵

　　C. 碘

　　D. 銅

5．富含維生素B_{12}的食物不包括（　）

　　A. 香菇

　　B. 大豆

　　C. 雞蛋

　　D. 大蒜

參考答案

　　1.C；2.D；3.A；4.C；5.D

　　問題回答有誤不用擔心，參看下面文章就會知曉。

老年性癡呆症患者多數因缺乏食欲而少食甚至拒食，直接影響營養的攝入，對這些病人，要選擇營養豐富、清淡宜口的食品，保證其吃飽吃好，對吞嚥有困難者應緩慢進食，不可催促，以防噎食及嗆咳。

對少數食欲亢進、暴飲暴食者，要適當限制食量，以防止其因消化吸收不良而出現嘔吐、腹瀉。

一、均衡膳食，遠離老年性癡呆

老年性癡呆症是近年來老年精神疾病中患病率增長最快的，本病是由大腦器質性疾病或代謝性病變而導致的智力進行性衰退。由於該病起病緩慢、症狀不典型，所以早期很難發現。

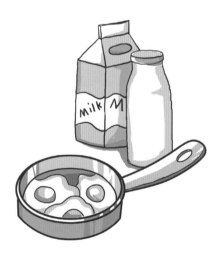

病人早期一般出現思維敏捷性和創造性減退，易疲乏倦怠，難以勝任複雜的工作，表現為丟三落四、忘性大，且有記憶力虛構，直至性格行為明顯改變才為家人注意，而此時病情可能已發展到中重度，較難治癒。

因此，加強家庭調護是

目前減輕老年性癡呆症狀
的唯一途徑。而多數研究
者認為，調理飲食是預防
老年性癡呆的有效方法之
一。

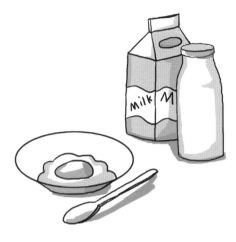

在膳食上，強調做
到「三定」、「三高」、
「三低」和「兩戒」，
「三定」即定時、定量、
定質；「三高」即高蛋白、高不飽和脂肪酸、高維生素；
「三低」即低脂肪、低熱量、低鹽；「兩戒」即戒菸、戒
酒。

1 · 多食含維生素B_{12}及葉酸的食物

研究人員對數百名受試者進行血樣分析，結果顯示，血

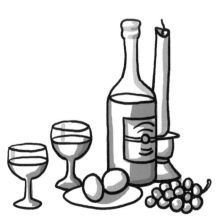

液中維生素B_{12}含量在正常
範圍的1／3下限者，患老
年性癡呆症的可能性增加
3倍以上；而葉酸含量同
樣低者，患此病的可能性
增加2倍。若體內缺乏這兩
樣物質，易導致免疫球蛋
白生成衰竭，抗病能力減
弱，引起神經細胞損害。

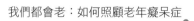

研究還發現，維生素B_{12}和葉酸缺乏的人，半胱氨酸濃度最高，其含量在正常範圍的1／3上限者，患癡呆症的可能性比普通人高數倍。

富含維生素B_{12}的食物有香菇、大豆、雞蛋、牛奶、動物腎臟以及各種發酵的食品（如優酪乳）；葉酸豐富的食物包括綠葉蔬菜、柑橘、番茄、菜花、西瓜、菌類（如黑木耳、蘑菇）、酵母、牛肉、動物肝腎。經常攝入適量上述食物，對預防老年性癡呆症有一定作用。

2.多食含卵磷脂的食物

老年人之所以記憶力減退，與乙醯膽鹼含量不足有一定關係。日本科學家研究發現，乙醯膽鹼的缺乏是老年性癡呆症的主要原因。卵磷脂是腦內轉化為乙醯膽鹼的原料，乙醯膽鹼是神經系統資訊傳遞時必需的化合物，人腦直接從血液中攝取磷脂及膽鹼，並轉化為乙醯膽鹼。補充卵磷脂可減緩記憶力衰退進程，預防或推遲老年性癡呆的發生。

人們可以從食物中攝取卵磷脂來預防老年性癡呆症。含卵磷脂豐富的食物有蛋黃、豬肝、芝麻、大豆製品（尤以豆油含量最高）、山藥、蘑菇、花生。每天輪流選用二、三種，動植物搭配，固定攝取，就可使神經細胞釋放出乙醯膽鹼，提高記憶力，延緩衰退。

3.多食含核酸食品

核酸是遺傳物質基礎，主宰細胞物質代謝的功能。隨著年齡增長，人體延緩衰老的核酸逐漸減少，需要從食物中及

時補充。

　　含核酸豐富的食物有魚蝦類、蘑菇類以及木耳、花粉、水果和新鮮蔬菜等。

4‧適當補充雌激素

　　老年婦女是老年性癡呆症的高發人群。最新研究證實，接受雌激素替代療法的停經婦女的神經細胞密度較高，但細胞膜更替率較低，情況與年輕婦女相似，沒有接受的則相反。

　　由此可見，雌激素替代療法或許可以舒緩受老年性癡呆症影響的大腦局部組織的退化情況，因而有改善腦部功能和機能退化、防止或延緩老年性癡呆症之潛能。但要因人而異，不能濫用，必須在醫生指導下使用。

　　另外，脂肪是體內除卵巢外製造雌激素的重要場所，核桃、魚油、紅花油中含人體必須的脂肪酸含量較多，在膳食中可適量增加。老年婦女不應只吃素食，適當補充脂肪可以緩解卵巢衰退造成的雌激素低下。

專家提醒

老年病人可用一些具有養生保健、促進機體功能恢復和抗衰防老作用的食物來調理，以利於病體的康復，均衡的膳食營養可預防和延緩該病的發生。

二、營養過剩可致老年性癡呆

「飽食終日，無所用心」，是人們常用來形容那些貪吃懶做的人的一句俗語。但您未必知道，飽食、營養過盛也是老年性癡呆的一個重要危險因素。

研究人員把老年性癡呆症患者和健康的老年人的飲食習慣進行比較後發現，患此病的老年人在壯年時期就食欲旺盛，晚飯吃得過飽。專家指出，進食過飽後，大腦中被稱為「纖維芽細胞生長因子」的物質會明顯增加。這些纖維芽細胞生長因子能使毛細血管內皮細胞和脂肪細胞增加，導致動脈粥樣硬化提前，如果長期飽食，則會引起腦動脈硬化，出現大腦早衰、智力減退等現象。

減少食量有助預防老年性癡呆，適當的食物限制如蛋白質限制或熱能限制，能減少衰老引起的蛋白質氧化，增加抗氧化酶的基因表達水準。人體內某些基因在受到壓力時，會分泌出有害物質，從而損害大腦細胞。但當飲食中熱量減少時，這些基因的活動會減慢，緩和大腦因年紀老邁而出現衰退。因此認為「限食」能改善與腦老化和老年性癡呆有關的中樞膽鹼能神經功能。

由於人們生活水準提高，正從溫飽型向小康型轉變，許多老年性癡呆症患者的家屬擔心病人營養不夠，大用補品、補藥，造成老年性癡呆病人營養過剩，這是十分有害的，應

當加以避免。

防止營養過剩注意以下幾點。

1・要精準確定食量，量出為入。

2・要避免過多的蛋白質、脂肪等攝入。

3・多吃纖維素、果菜類食品。

4・多做力所能及的活動，增加消耗。

專家提醒

飲食過飽也是老年性癡呆症的一個誘因。如果長期飲食過飽，不僅使人思維遲鈍，而且常常是發生老年性癡呆症的外在因素。無論男女老少，飲食都不宜過飽，特別是老年人應以七分飽為宜。

深度閱讀

乾嚼食物防止大腦老化

乾嚼既是機械性和化學性綜合消化的第一道工序，也是影響胃、腸下一道消化工序的啟動力量。乾嚼食物避免了囫圇吞棗，可充分感覺食物的味道。因此，將食物乾嚼後吞嚥是一種良好的進食方法。

乾嚼食物首先增強口腔的咀嚼運動，更重要的是它能產生一系列有利於消化的反射動力，刺激唾液腺分泌唾液，從而對整個消化過程產生極大影響。對久臥病床的

人，口腔內乾嚼食物是一種消耗能量、可產生生理功能的健身運動。唾液分泌完全受神經反射的調節。

乾嚼食物刺激口腔黏膜和舌感受器，引起味覺及其傳入神經的興奮，傳到唾液分泌中樞並使之興奮，然後由副交感神經傳出到達唾液腺，促使唾液分泌。這樣的循環往復，實際上鍛鍊和提高了這個神經反射弧的興奮性，可發揮增強食欲的作用。

咀嚼肌與大腦之間有條「熱線」，乾嚼食物的鍛鍊可以顯著提高大腦的思維能力，咀嚼少的小兒智商普遍低於以耐咀嚼食物為主的兒童。同時乾嚼有健腦功能，可增加腦細胞的資訊傳遞，提高大腦的工作效率，產生防止大腦老化和預防老年性癡呆症的作用。

可供乾嚼的食物有多種多樣，如肉乾、餅乾、麵包、零食類等。也可把平時愛吃的酸、甜、微辣等鮮美可口帶有一點刺激性的食物加工焙乾，製成可供乾嚼的食品，細嚼慢嚥。

但是咀嚼食物的刺激強度和刺激時間要夠，因為任何刺激都要有一定的刺激強度和刺激時間，才能激起機體反應和產生相應的生理效應。

三、老年性癡呆症的飲食注意事項

　　癡呆者由於記憶障礙，健忘，往往會剛吃過飯就忘了，認為沒吃過，造成飲食過度；或因癡呆，不知飢餓，不主動進食或拒食，影響必需營養的攝入，不利於身心健康，故癡呆者日常的飲食問題也值得人們關心和重視，在飲食安排方面應注意以下幾點：

　　（1）癡呆者進餐時應安排專人照料。

　　（2）足夠的營養供應，葷菜、蔬菜、水果等多樣化。

　　（3）多選擇一些適合老年人易咀嚼、易吞嚥、易消化的食品。

　　（4）根據老年人口味，進行膳食搭配和烹調。

　　（5）生活不能自理者要幫助飲水、餵食。

　　（6）吞嚥困難者飯菜要細軟，易於消化，並預先幫助去除魚肉的骨刺，也不宜餵大塊食物，以免梗塞窒息。

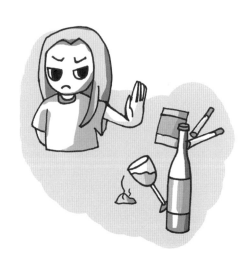

　　（7）飲用的食品、湯水或茶水，冷熱適宜，溫度不可太高，以

免燙傷。

（8）進食時間要合理安排，定時定量（必要時酌情調整），以免飲食過度或不足。

 專家提醒

起居飲食規律，一般應早睡早起，均衡膳食，定時進食，定時排便，保持大便的通暢對於預防老年性癡呆的發生有積極的意義。

 深度閱讀

老年人不要亂吃保健品

各式各樣的保健品一直都在盯著老年人加緊促銷。隨著「花錢買健康」的觀念深入人心，各種保健品被推到人們眼前，特別是老年人對此情有獨鍾。這些牟取利益的不法廠家多是不知名的商販，大多騙完一地再換一個地方，使用的欺騙手段也很雷同，只要稍加留意，就不難識別。一般來說，他們會採用以下幾種方式欺騙消費者。

1．利用「贈藥」、「免費試用」等促銷手段吸引老年人，很多老人們最後是因為覺得不好意思，才購買其產品。

2‧打著高科技的幌子，以騙取老年人的信任。老年人接受新事物的管道有限，不能辨別真偽，往往被銷售員的巧舌如簧所迷惑，出了問題既沒有發票也找不到店鋪，只能自認倒楣。

3‧在社區打著「名醫義診」的名號，讓銷售人員穿上白袍充當「醫生」，用虛假的檢測結果，欺騙老人購買、服用保健品。

4‧在有很多市民活動的廣場採用「免費出遊」的促銷手段，專車接送老年人，免費送頓簡餐，而小小的惠贈後面隱藏的卻是一把鋒利的「宰人刀」。

5‧在飯店開展各種「專家講座」，老年人以為真是關於養生健體的知識講座，結果往往是穿白袍的「專家」在講述某某保健品效果如何神奇，騙取老年人去買後獲得多少獎勵等。

6‧在公園採用會員制的促銷手段，吸引老年人購買保健品。「會員制」有種種好處，會有「專家」密切關注老年人的身體狀況，並套取老年人的電話，以達到日後銷售的目的。

7‧在商場門口採用免費抽獎的促銷手段，讓老年人得到「優惠購買某保健品」的大獎。

8‧利用老年人渴望親情的心理，經常噓寒問暖，在熟悉之後採用軟硬兼施的方式，讓老人們上當。

無論是哪家銷售點，隨手拿起一張產品說明書，都會發現該產品承載著諸多功能，比如養生、抗疲勞、延緩衰老、降脂、降糖、降壓等，甚至防癌、抗癌都是隨處可見的字眼。但事實上，沒有一種保健品是可以「一箭多鵰」的，越是適用廣泛的產品越不可靠。

四、營養食譜

根據不完全統計，65歲以上人群中患重度老年性癡呆的比率達5％以上。老年性癡呆是老年人大腦功能失調的一種表現，是以智力衰退和行為、人格變化為特徵的一種疾病。科學研究發現，有些食物對防治老年性癡呆有很好的作用。

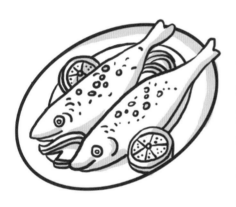

1．魚

一項新的研究顯示，每週至少吃一次魚或其他海產品的老年人，其患阿茲海默症等癡呆症的危險明顯降低。研究人員說，魚油中的脂肪酸有保護心血管系統的作用，脂肪酸也可以降低腦部發炎的機率，還在腦部發育和神經細胞再生等方面有著特殊的功能。

2．大豆

科學研究發現，大豆中異黃酮這種「植物性雌激素」對靈長類動物大腦

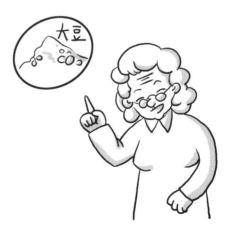

中的澱粉樣變性（老年性癡呆症的主要病因）有干擾作用。常食大豆食品不僅可以攝取充分的植物蛋白，預防高血脂症、動脈硬化，還有抗癌及預防老年性癡呆等功效。所以，老年人不妨常食一些大豆食品。

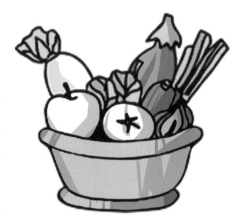

3‧臭豆腐

臭豆腐一經製成，營養成分最明顯的變化是合成了維生素B_{12}。缺乏維生素B_{12}會導致加速大腦老化進程，從而引起老年性癡呆。除動物性食物，如肉、蛋、奶、魚、蝦含有較多維生素B_{12}外，臭豆腐含量也很高。吃些臭豆腐，對預防老年性癡呆有積極作用。

4‧蔬菜

最新研究發現，常食菠菜等綠色蔬菜可能有助於老年婦女大腦保持活躍和敏銳。研究人員對60多歲老年婦女的記憶力、語言表達能力以及注意力進行了一系列測試，結果發現，經常吃十字花科和綠葉蔬菜的老年婦女在這幾方面的能力明顯要比少吃蔬菜的老年婦女強。

5‧大蒜

大腦活動的能量來源主要依靠葡萄糖，要想使葡萄糖發

揮應有的作用，就需要有足夠量的維生素B_1的存在。大蒜本身並不含大量的維生素B_1，但它能增強維生素B_1的作用，因為大蒜可以和維生素B_1產生一種叫「蒜胺」的物質，而蒜胺的作用要遠比維生素B_1強得多。因此，適當吃些大蒜，可促進葡萄糖轉變為大腦能量。

6‧雞蛋

雞蛋中所含的蛋白質是天然食物中最優良的蛋白質之一，它富含人體所需要的胺基酸，而蛋黃除富含卵磷脂外，還含有豐富的鈣、磷、鐵以及維生素A、維生素D、維生素B等，適於腦力工作者食用。

7‧核桃和芝麻

現代研究發現，這兩種物質營養非常豐富，特別是不飽和脂肪酸含量很高。因此，常吃這兩種食物，可為大腦提供充足的亞油酸、亞麻酸等分子較小的不飽和脂肪酸，以排除血管中的雜質，提高腦的功能。另外，核桃中含有大量的維生素，對於治療神經衰弱、失眠症，鬆弛腦神經的緊張狀態，消除大腦疲勞效果很好。

8‧水果

鳳梨中富含維生素C和重要的微量元素錳，對提高人的記憶力有幫助；檸檬可提高人的接受能力；香蕉可向大腦提供重要的物質酪氨酸，而酪氨酸可使人精力充沛、注意力集中，並能提高人創造能力。

專家提醒

健康的飲食對防止老年性癡呆的作用很大，健康的飲食，可以加強大腦的營養，防止腦萎縮。

小叮嚀

老年性癡呆粥療4種

1・龍眼肉粥

龍眼肉15克，紅棗5枚，米100克，加清水適量同煮為粥服食，若喜好甜食者，可加白砂糖適量同煮服食。可養心安神，健脾補血，適用於心血不足之心悸、失眠、健忘等。

2・桑仁粥

桑仁30克（鮮者60克），糯米60克，冰糖少許，加清水適量同煮為稀粥服食。可滋補肝腎，養血明目，適用於肝腎虧虛引起的頭暈目眩、視力下降、耳鳴等。桑仁也為滋補強壯、養心益智佳果，《本草綱目》言其「止產渴，利五臟，通血氣，令人聰明生精神。」《隨息居飲食譜》言其「滋肝腎，充血液，祛風濕，息虛風，清虛火，聰耳明目，安魂鎮魄。」對老年性癡呆有良好的食療作用。

3．核桃豬腰粥

核桃10枚，豬腰1個，米100克，調料適量。將豬腰去躁腺，洗淨，切細。先取大米、核桃煮粥，待沸後調入豬腰及蔥、薑、椒、鹽等，煮至粥熟服食。可聰腦益智。豬腰性平，可補腎益智，核桃含有大量不飽和脂肪酸，健腦作用甚強，煮粥服食，為老年人健腦益智上乘良方。

4．首烏豬腦粥

首烏10克，豬腦1副，大米100克，調料適量。先將首烏水煎取汁，加米煮沸後，調入搗碎之豬腦及調味品，煮至粥熟服食。可益腎寧心，健腦安神。首烏可養血益肝，固精益壽；豬腦可以臟補臟，以形治形；核桃聰腦益智，煮粥服食，對老年性癡呆、記憶下降、心悸失眠等有良效。

五、鋁攝入過多是引起老年性癡呆的一個原因

　　日本醫學家對老年性癡呆的病因進行了大量研究，認為其發病與鋁有關。人體攝鋁過多，會使腦內去甲腎上腺素、多巴胺和5-羥色胺的含量明顯降低，造成神經質傳導阻滯，引起記憶力衰退、癡呆、智力發育障礙等症，還會直接破壞神經細胞內遺傳物質去氧核糖核酸的功能，不僅使人易患癡呆症，而且使人過早衰老。

　　鋁還會抑制磷的吸收，干擾體內正常鈣磷代謝，導致骨質疏鬆、骨折等。據調查，飲水中含鋁量較高的地區，患這種病的人較多。屍體解剖也發現，死者大腦中鋁含量大大高於正常人。在生活中，我們該怎樣減少鋁元素的攝入呢？

　　正確使用鋁製品炊具。鋁既能溶於酸，又能溶於鹼。常見的鋁製炊具如鋁鍋、鋁盒、鋁壺等接觸酸、鹼、鹽後都可使鋁元素大量地溶解進入食物中。由於鋁製品炊具質輕軟，易刮傷，最好不用鋼絲球擦或用鹼與砂子清潔鋁炊具。不使用鋁鍋鏟、鋁飯勺等用具，因為它們在炒菜、盛飯的長期刮擦中產生肉眼看不見的鋁屑，然後這些鋁屑隨飯菜入口進入人體，從而增加了人們攝入鋁元素的機會。

　　少吃或不吃使用含鋁食品添加劑製作的粉絲、油餅、油條、糕點、麵包及餅乾等食物。以粉絲為例，粉絲在加工製

作中其粉漿中加入了0.5％左右的明礬。加入的明礬與粉漿凝聚在一起很少分離，而隨著粉絲的成形和乾燥，明礬的含量會有增無減。眾所周知，明礬中含有較多的鋁元素，因此大量食用粉絲，也就大量攝入了鋁。

 專家提醒

鋁是已被證明的引起癡呆的一個重要原因，為了身體的健康，建議使用不銹鋼製品炊具，因為不銹鋼製品金屬性能穩定，而且對人體無害。

六、治療老年性癡呆，中醫來幫忙

中醫認為，老年性癡呆是先天稟賦不足或年老肝腎虧虛、腦髓不充所致。故中醫在治療上多採取滋補肝腎、填髓健腦的中藥和食物進行治療和預防。

1.首烏粥

（1）用料：何首烏50克，白米250克。

（2）製作：何首烏，洗淨，水煎30分鐘，取汁去渣，加入洗淨的米，煮成咖啡色的粥，味略甜，較可口。

（3）功效：益腎健脾，補腦降脂。何首烏有降脂作用，能抑制膽固醇和脂肪在腸內的吸收，同時還含有卵磷脂，能促進腦細胞營養代謝。

2.蘑菇鵪鶉蛋

（1）用料：鮮蘑菇50克，鵪鶉蛋3顆。

（2）製作：兩者加200毫升水，一起煮湯，加入調料，連鵪鶉蛋同蘑菇湯一併食用。

（3）功效：補腦益智，降脂穩壓，是老年性癡呆食療的理想食品。

3.桂圓蓮子粥

（1）用料：桂圓肉25克，蓮子肉15克，紅棗5克，糯米50克，白糖適量。

（2）製作：先將糯米淘淨，蓮子去皮心，紅棗去核，洗

淨。再將糯米、紅棗、蓮子、桂圓放入鍋內，加水適量，用大火燒沸，再用小火熬熟。食時加糖，可早餐食用。

（3）功效：養心健脾，寧神增智。適用於各類老年性癡呆症，對心脾兩虛型老年性癡呆症患者尤為適宜。

4．八寶延壽糕

（1）用料：茯苓、蓮子、芡實、蠶豆、黑芝麻、花生米、胡桃仁各60克，白麵、藕粉、白糖、蜂蜜各適量。

（2）製作：將以上各味洗淨，蓮子去皮心，烘乾後共碾細末，再加入白麵、藕粉、白糖、蜂蜜，蒸熟成糕。一日三餐，隨意食用。

（3）功效：補養心脾，益腎健腦。適用於各類老年性癡呆症，對心脾兩虛、肝腎虧虛型老年性癡呆症患者尤為適宜。

5．鮮蓮子雞丁

（1）用料：雞胸肉、鮮蓮子各250克，玉蘭片、水發香菇各15克，熟火腿10克，蛋清1個，清湯、植物油各100克，雞油、料理酒各10克，調料適量。

（2）製作：雞胸肉切丁，用蛋清和少許太白粉拌勻；把香菇、玉蘭片、火腿切成菱形小塊，蓮子用熱水泡後去皮、心；雞丁用熱油滑至七分熟，潷去油，放入香菇、玉蘭片、火腿片等配料，加入料理酒、低鈉鹽、勻芡，淋上雞油，倒入蓮子翻炒兩下，可加入調料調味。

（3）功效：補益心脾，滋養肝腎，補腦抗衰。適用於各

類老年性癡呆症，對心脾不足、肝腎虧虛型老年性癡呆患者尤為適宜。

6・胡桃仁山楂茶

（1）用料：胡桃仁150克，山楂50克，白砂糖30克。

（2）製作：先將胡桃仁加入適量的水浸泡半小時，洗淨，放入研缽或石磨內，加入少許清水，將其研磨成茸漿，裝入容器中再加適量的清水稀釋調勻待用；山楂用水沖洗乾淨，拍破，裝入鍋內，加入適量清水在中火上煎熬3次，每次20分鐘，過濾去渣，取汁，用小火濃縮至約1000毫升。再把鍋洗淨後置於火上，倒入山楂汁，加入白糖攪拌，待溶化後，再緩緩地倒入胡桃仁漿，邊倒邊攪均勻，燒至微沸即成。當茶飲，每次150～200毫升，每日可服2～3次。

（3）功效：益腎精，養肝血，充腦髓。適用於肝腎不足、精血虧損型老年性癡呆症患者。

7・二子延年茶

（1）用料：枸杞子、五味子各6克。

（2）製作：將二味搗爛，放入茶杯中，用沸水沖泡，加蓋燜15分鐘。當茶頻頻飲用，一般可沖泡3～5次，每日2劑。

（3）功效：補益肝腎，健腦寧神。適用於肝腎不足、精不養神型老年性癡呆症患者。

8・靈芝茶

（1）用料：靈芝10克。

（2）製作：將靈芝切成薄片，放入保溫杯中，加入沸水

沖泡，加蓋燜30分鐘。當茶頻頻飲用，一般可沖泡3～5次，再嚼食靈芝草片，每日1劑。

（3）功效：益精氣，補肝腎，健腦安神。適用於肝腎不足、精氣虧損型老年性癡呆症患者。

 專家提醒

中醫一貫宣導「不治已病治未病」，未病之時應立足於防，如透過飲食、運動、氣功按摩等保健措施防患於未然。

 深度閱讀

老年人與微量元素

隨著年齡的老化，胃腸道消化吸收功能減弱，老年人對各種微量元素攝取能力逐漸減退，體內的含量也就逐漸減少。老年人適當補充必需微量元素，對於抗衰老、預防和治療各種疾病具有重要作用。曾有專家對部分百歲老人的血液、頭髮進行微量元素分析顯示，其硒、錳等微量元素含量明顯高於一般成年人水平，因而必需微量元素被認為是人類的「長壽元素譜」。

對人體有益的8大元素如下：

1．硒

硒是很好的抗氧化劑，能夠保護人體細胞的完整性，刺激免疫球蛋白的產生，增強機體的抗病力，降低毒性微

量元素如汞、砷的毒性；從而有效地改善老年人體力衰退、視力下降、精神抑鬱、失眠健忘、老年斑等症狀，用於防治動脈硬化、冠心病、高血壓、肝炎、肝硬化、克山病、大骨節病等。尤其是能夠抑制細胞癌變，有效地降低結腸癌、乳腺癌、前列腺癌的發病率，以及減輕化療引起的副作用，每日需要量0.05～0.25毫克。

2．鋅

已知人體80多種酶中含有鋅，老年人缺鋅會造成免疫功能失調，導致感染、早衰、傷口不易癒合、機體虛弱，易患結膜炎、口腔炎、舌炎、食欲不振、慢性腹瀉、味覺喪失、心腦動脈硬化等疾病，每日需要量10～15毫克。

3．氟

氟在形成骨骼組織、牙齒釉質以及鈣磷代謝方面有著重要的作用，缺乏時造成老年人骨質疏鬆、齲齒，每日需要量2～3毫克。

4．錳

錳是細胞線粒體和多種酶的組成成分，具有促進人體性激素合成、抗衰老、抗癌的作用；缺乏時易引起貧血、血糖異常、骨骼病變，每日需要量4～10毫克。

5．鐵

鐵是紅細胞中血紅蛋白的主要成分，缺乏時導致貧血、營養不良、抵抗力下降、細胞及機體的壽命縮短，每日需要量15～20毫克。

6．鈷

鈷是維生素B_{12}的主要成分，對血紅蛋白的合成和紅細胞的發育成熟有著重要的作用；缺乏時引起貧血，每日需要量0.3～0.5毫克。

7．銅

銅是機體多種蛋白和酶的組成成分，參與造血和細胞合成，催化氧化還原的過程；缺乏時引起貧血、血脂異常、血管和骨骼脆性增加、記憶力減退、反應遲鈍、運動失常，每日需要量1～2毫克。

8．碘

碘是合成甲狀腺激素的主要原料，缺乏時引起甲狀腺腫、甲狀腺功能低下，每日需要量0.1～0.3毫克。老年人到醫療機構透過檢查血、尿或頭髮等途徑，瞭解自己是否缺乏必需微量元素。除了一些特定的低分佈區（如低碘、低硒地區）外，人體所需的微量元素，一般可從食物及飲水中得到補充。由於它們廣泛地存在於多種食物中，老年人應當注意飲食多樣化。如果已經出現較為明顯的微量元素缺乏症，應在醫生指導下服用相應的藥物製劑。

當然，人體攝取過量的必需微量元素也會引起生理功能紊亂，甚至導致中毒。例如過量的鋅可引起胃腸道反應，嚴重者出現胃出血、胃潰瘍。所以，補充必需微量元素並非多多益善，應當按照藥品說明書或醫囑適當補充。

第五部分

運動與康復

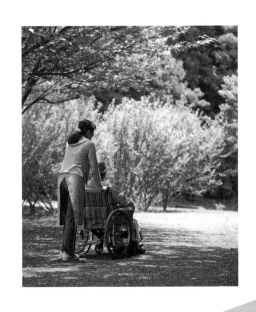

自測題

1 · 下列哪項運動不利於老年癡呆症患者康復（　）

　　A. 晨起自己梳洗

　　B. 餐前準備台椅

　　C. 打掃家居

　　D. 劇烈跑步

2 · 下列哪項情況下仍可以持續運動（　）

　　A. 體溫超過38℃

　　B. 血壓明顯升高，舒張壓高於120毫米汞柱

　　C. 心臟器功能失代償期，如脈搏加快，安靜時脈搏大於100次／分

　　D. 剛開始運動時除肌肉酸脹外，沒有其他不適

3 · 下列關於老年人運動的説法不正確的是（　）

　　A. 應該持之以恆

　　B. 應該堅持安全第一

　　C. 從小運動量開始逐漸適應後，再進一步加強鍛鍊

　　D. 飯後劇烈運動

4・不對稱運動遊戲可以幫助中老年人健腦，下列哪項屬於不對稱遊戲（　）

    A. 指鼻子遊戲

    B. 騎自行車

    C. 打太極

    D. 打籃球

5・照顧中期老年癡呆症患者正確的做法是（　）

    A. 有能力獨立完成的，要讓病人有充分時間完成，不限定時間

    B. 給尚能自己吃飯的病人餵食

    C. 規定每天做飯、洗衣服等家庭作業的次數，一定讓其完成

    D. 不進行任何督促管理

參考答案

    1.D；2.D；3.D；4.A；5.A

    問題回答有誤不用擔心，參看下面文章就會知曉。

運動是生命活動中不可或缺的重要部分。若能為老年性癡呆症患者安排一些合適的運動，有助病人發揮他們剩餘的功能、延緩病情惡化，使病人生活得更充實。

一、生命在於運動

（一）運動對老年性癡呆症患者的重要性

（1）運動能促進病人的體能、情緒、智能及社交情緒的健康。

（2）運動協助病人展示他們的能力與才華，發揮他們的剩餘功能及長處，能提升自我形象及自信。

（3）透過成功參與不同活動的經驗，病人可以從中練習所需的技能及瞭解自己的能力。

（4）透過合適的活動，病人能提高專注力及鍛鍊判斷力，有助延緩病情惡化。

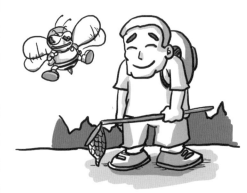

（5）活動能調節癡呆症患者沉悶的生活，增加社交接觸，疏導不安的情緒，從而減

少行為問題。

 專家提醒

運動能讓病人享受生活樂趣，感受人間溫情，提高生活品質。

（二）合理活動的要素

（1）要有目的，有意義。

（2）吸引病人自願參與。

（3）病人能力所及。

（4）能符合病人的個人背景，如性別、年齡、社交圈子、教育程度、家庭狀況、個人喜好和需要。

（5）病人能享受活動的過程及參與的樂趣。

（6）給予美好和滿足的感覺。

（7）不會製造威脅或挫敗感。

（8）活動內容及程序要靈活有彈性，能因病人的能力而作出調整。

 專家提醒

活動要能激發病人的積極性，使病人能從中體會到樂趣。

（三）合理活動的幾點建議

1・個人自理

為病人安排合適又安全的環境，並為能力較差者簡化衣飾及用具，使病人能繼續自我照顧；例如梳洗、進餐、更衣、沐浴等。

2・家務活動

鼓勵病人參與家務活動，能讓病人從活動中尋回往日的成功經驗。若病人難以應付一些繁瑣複雜的家務活動，如購物、煮食、管理財務等，可以在安全的環境中，為病人安排一些較為簡單的活動程序，如疊毛巾、餐前準備台椅、打掃家居等。

3・消閒活動

每個人都有自己的興趣和嗜好，病人若能參與自己往日所喜好的閒餘活動，有助提升自我形象、享受生活的樂趣。消閒活動種類繁多，例如唱歌、聽音樂、游泳、下棋、運動、聚會、養魚、園藝、手工藝等。

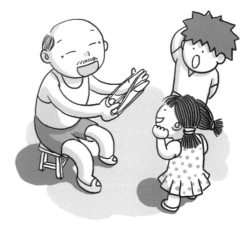

4・懷緬活動

懷緬活動是一種透

過回憶，將以往所發生的事情重新整合，使它在回憶中變得更加完整的活動，懷緬活動可以幫助病人減少苦悶、肯定自我。懷緬活動可以從日常的溝通開始，簡單地說，只要在話題中帶到往昔的事情上或利用一張舊照片、一首老歌，便可以讓病人成功地憶起當年往事，再從現況將以往所發生的事情重新體驗。若能組織幾位病人一起緬懷過去，細說當年，更可幫助病人拓展社交網路和增進友誼。

5．現實環境導向活動

現實環境導向活動能協助病人重新掌握身邊的環境、時間和人物。這類活動除了可以融入日常起居的小細節中，也可利用特定的題目去安排，如配合節日、用餐及身體部位等。現實環境導向活動的重心在於重複指導和提示病人當時身處的時間、環境和所接觸的人物。活動例子包括利用放置於當眼處的大鐘，向病人提示一些重要活動的時間；又如每次見面，向病人提示各人的名稱及關係等。

6．訓練記憶活動

記憶活動有助預防或延緩記憶力衰退，促進日常活動功能。例如「紙牌」配對記憶遊戲、重溫電視節目情節、新聞討論等。

7．感官刺激活動

適量的視覺、聽覺、味覺、觸覺、嗅覺及本體感覺（身體部位感覺）的刺激，就像給予腦部適當的運動，有助穩定情緒。如品嘗不同的生果、嗅不同的氣味、感受林蔭中的鳥

語花香、使用不同質料製造的玩具等，都能提供不同的感官刺激。這些感官刺激活動亦可透過悉心安排，來變成有意義的活動，為病人生活增添色彩。

 專家提醒

適合老年性癡呆症患者的活動比比皆是、不計其數，護老者宜細心瞭解病人的情況及需要，確保環境安全，根據病人的能力安排適合的活動，令病人能活得更充實、更有尊嚴。老年人應保持活力，多用腦，如多看書、學習新事物、和朋友談天、打麻將、下棋等，都可激盪腦力，刺激神經細胞活力。

深度閱讀

老年人積極參加體育運動，無疑可抗病增壽。但由於機體不如年輕人，故應在運動量上注意做到「酸加、痛減、麻停」，以免適得其反。

1‧酸加

老年人剛進行體育運動時，會出現肌肉酸脹的現象，這是由於肌肉中代謝產物乳酸累積過多，刺激神經末梢而引起的一種正常的生理反應，只要作到鍛鍊循序漸進，酸楚感就會逐漸減輕或消失，此時運動量可逐漸加大。

2‧痛減

有些老年人自身患有各種老年性疾病，如腰腿痛、頸椎病、肩周炎等，在運動後常出現局部疼痛並有逐漸加重感，則說明身體某一部分肌肉或肌腱有隱性炎症反應，此時運動量應減少、減輕，以免炎症擴大。

3‧麻停

在運動鍛鍊中，要是感到某一部分機體出現麻木不適的感覺，這是局部神經受壓的徵兆，也是鍛鍊方法不當的反應，此時應立即停止運動，查找原因，並改換鍛鍊方式或排程。

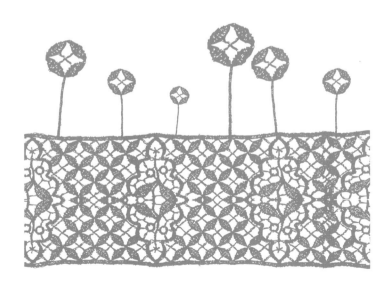

二、運動康復訓練的注意事項

　　為了達到治療目的，治療師在工作過程中與病人建立良好的交流、信賴關係十分重要，應注意在訓練中鼓勵病人，提高其訓練欲望和主動訓練的積極性，常常更能提高治療效果。為使病人能積極配合，在訓練前應對病人有充分的解說，儘量讓病人瞭解治療的目的、方法和預期的結果。

（一）運動的禁忌

　　對需要選用運動療法的病人要注意進行身體檢查，有如下禁忌存在時，不宜施行運動療法。

　　（1）有明確的急性炎症，體溫超過38℃，白細胞數目明顯升高等。

　　（2）血壓明顯升高，臨床症狀明顯，舒張壓高於120毫米汞柱，或出現低血壓休克者。

　　（3）心臟功能失代償期，如脈搏加快，安靜時脈搏大於100次／分；有明顯心力衰竭表現：呼吸困難、全身浮腫、胸水、腹水等；有嚴重心律失常以及安靜時有心絞痛發作等。

　　（4）身體衰弱，難以承受訓練者。

　　（5）劇烈疼痛，運動後加重者。

專家提醒

運動要以安全為前提。

（二）運動康復的注意事項

訓練前應進行身體檢查，如有各種臨床不穩定的心肺疾病、傳染性疾病以及重症關節病變等危險因素者，不建議做有氧耐力訓練，必要時應在康復醫師監督指導下進行鍛鍊。

1‧持之以恆

參加有氧耐力訓練需達到一定的運動量，長期持續才能見效。

2‧循序漸進

訓練要從小運動量開始，逐漸適應後，再進一步按運動處方量進行鍛鍊。如一開始就進行強力鍛鍊，會導致疲乏無力和肌肉疼痛，甚至出現不必要的身體損害。

3‧運動量的調整

以訓練後無持續的疲勞感和其他不適為準。在訓練過程中需要適時的調整訓練量，以適合病人的需要。運動時如感不適，應停止運動，及時就醫。

4‧安全第一

老年性癡呆症患者運動時，一定要注意安全第一，要有家屬或陪護在旁看護或一起進行，防止摔倒和其他意外發

生。飯後及空腹時不做劇烈運動，運動訓練後不宜立即洗熱水澡。

手指運動預防老年性癡呆

1．兩手十指交叉，用力相握，然後突然猛力拉開，給予肌肉必要的刺激。

2．將小指按壓在桌面上，反覆用手或其他物刺激。

3．經常揉搓中指尖端，每次3分鐘，這對大腦的血液循環很有好處。

4．每天早晨將小指向內折彎，再向後拔，反覆做屈伸運動10回。

5．拇指及食指抓住小指基部正中，早晚揉捏刺激這個穴位10次。

6．刺激手掌中央（手心），每次捏掐20次，既有助於血液循環，又對安定自律神經有效。

三、日常生活能力訓練

　　日常生活能力的評定與訓練是癡呆症患者康復訓練的重要內容，但是，進食、更衣、梳洗和修飾、如廁、家務工作等項目難度較大，不僅要對病人進行專門訓練，而且在功能訓練難以改善時，還要進行環境控制、改造等。

　　日常功能訓練的目的在於提高早期、中期癡呆症患者的生活自理能力，增強其獨立生活的信心；爭取使晚期病人恢復或部分恢復基本生活功能。

1‧早期病人

　　對早期生活尚能自理的病人，提醒和督促他們主動完成日常事務工作，不要為方便全部代替處理。也可同病人共同商量，制訂有針對性的能促進日常生活功能的作業活動，如規定每天做飯、洗碗、掃地、拖地板、洗衣服等家庭作業的次數和時間，也可進行一些有益的體育活動和社交活動，如跳繩、下棋、打球、參加舞會等。透過

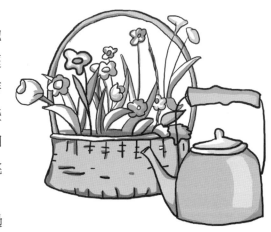

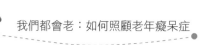

進行從簡單到複雜的日常功能訓練，可保持病人較完善的獨立生活能力。

2‧中期病人

除採用上述家務工作療法外，還可透過訓練恢復其喪失的部分生活能力。凡是有能力獨立完成的，要讓病人有充分時間完成，不限定時間，少催促，如洗臉、刷牙、梳頭、進食等。鼓勵病人做力所能及的家務工作，如收拾房間、掃地、擦桌子等。對失去的日常生活能力，可採用多次提醒、反覆教、反覆做等方法，日復一日地訓練，直到學會為止。訓練時要有耐心，絕不能訓斥和嘲笑，以免傷害病人的自尊心和導致病人拒絕今後的訓練。

3‧晚期病人

由於此期病人吃飯、穿衣、走路和刷牙等日常生活能力嚴重受損，康復訓練有一定的難度，需要長期反覆訓練，才能獲得一定的效果。對日常基本生活能力尚有所保留並稍能合作的病人，應從基本的生活功能著手訓練。如訓練進食時，可分為餵食→自餵加協餵→自行進食三個步驟，在此過程中，把每一步的具體動作加以分解進行訓練。

如先訓練病人握勺動作，再訓練將裝飯的小勺放到嘴邊，勺放到嘴邊時，接著訓練向嘴裡填送。當用勺進食的幾個步驟熟練後，再進行系統地練習，即：握勺→到碗中盛飯→把裝有飯的小勺送到口邊→再送到口中。癡呆晚期病人活動能力明顯降低，運動減少，甚至臥床，產生軀體和智能上

廢用，可引起全身各系統的功能紊亂，加重殘疾或威脅生命。預防和康復的原則在於針鋒相對，以動制靜，使全身功能，包括體能與智能均活躍起來。

協助關節運動不僅能預防關節攣縮，也可以維持肌肉的彈性，延緩其萎縮。協助運動須活動到每個關節，作各個關節軸向的全範圍運動，每日1～2遍，每遍每個關節活動3～5次，每次在極限位置停留1～2秒。

專家提醒

家屬應根據病情的嚴重程度、病人的年齡和一般身體條件等綜合考慮，有針對性地選擇並進行日常功能的訓練。

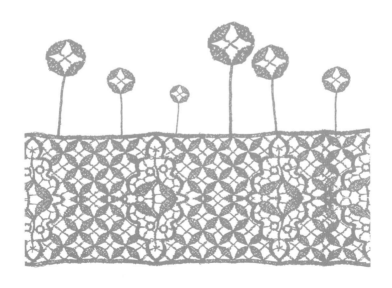

四、有氧耐力訓練

有氧耐力訓練是以身體大肌群參與、強度較低、持續時間較長、以規律的運動形式為主的訓練方法，旨在改善運動時有氧供能能力，提高機體心肺功能，調節代謝。

1·運動形式

多為四肢大肌群參與、肢體週期性往返式的動力性運動，如步行、慢跑、游泳、騎自行車、滑雪、滑冰等。非週期性動力性運動如果達到一定的強度和持續時間，也屬於耐力運動，如各種球類運動、園藝、家務工作等活動。但對年老體衰者，力所能及的日常活動同樣可產生有益的作用，如整理床鋪、收拾房間、打掃衛生等。

2·運動強度

一般為中等強度運動。實際上，需要根據病人的病情、年齡、心肺功能狀況、過去運動習慣及要達到的康復目標，制訂出適合病人情況的個體化運動強度。如果病人健康狀況好，體力適應佳，可採用較長時間的活動；而體力衰弱、高齡的病人可採用短時間、一日多次、累積運動時間的方式活動。

一般認為基本訓練部分，即達到標靶強度的運動，需要持續10～20分鐘以上。在運動前應做5～10分鐘準備活動，運動結束後做5～15分鐘放鬆活動。在開始運動訓練的4～8週內

運動持續時間可適當短些，之後，逐漸增量至目標時間。

3・運動頻率

目前推薦的運動頻率為每週3～7次。一般認為，每週訓練3次即可達到理想效果，少於每週2次的訓練不能提高機體有氧耐力，而每週超過5次的訓練，也不一定能增加訓練效果。此外，運動頻率還取決於運動量大小，如運動量大，運動使機體產生變化的持續時間長，可達運動後24～48小時；若運動量小，應增加每週運動次數，最好每天都活動，才能產生最佳訓練效應。

通常，訓練效果在8週以後出現，持續訓練8個月才能達到最佳效果。如果中斷鍛鍊，有氧耐力會在1～2週內逐漸退化。因此，要保持機體良好的有氧做功能力，需堅持不懈地鍛鍊。

4・訓練程序

每次訓練應包括準備階段、訓練階段和放鬆階段3個部分。充分的準備與放鬆是防止訓練意外的重要環節。

（1）準備階段：為訓練前10～15分鐘的熱身活動，一般採用醫療體操、太極拳等強度較小的運動，也可採用步行等小強度耐力訓練，使身體主要肌肉、關節、韌帶處於適應狀態。

（2）基本訓練：透過30～60分鐘高強度訓練，可產生最佳心肺和肌肉訓練效應。

（3）放鬆階段：高強度運動後，應進行5～10分鐘的

「冷卻」活動。採用放鬆體操、自身按摩等，讓高度興奮的機體應逐步降低，以適應運動停止後的改變。

 專家提醒

改善運動功能使人們在日常生活中精力更充沛，生活內容更豐富，更有利於增強癡呆老年人的生活自理能力。長期有氧運動可調節情感，減少心理激化，促進機體內激素的平衡，享受生活樂趣，還有益於調節代謝，預防高血壓、高血脂、肥胖、糖尿病等代謝疾病的發生，增進健康，提高生活品質，延緩衰老，增加壽命。

如何選購運動鞋

一雙運動鞋，最重要的是要看它能否滿足運動的需要、穿著是否舒適。買鞋時注意以下幾點。

1・兩隻腳都要試一下，雙腳可能不一樣大。腳在承重時會漲大一些，所以應該站著試鞋。

2・如有可能，在運動後或晚上試鞋，雙腳在運動後或晚上是一天中最大的時候。

3・穿著和你運動時相同的襪子試鞋。

4・兩隻腳都穿上鞋子，走幾步或跑幾步試試腳是否舒服。腳在鞋內應「留有餘地」，穿好鞋後，腳後跟處應能插入拇指。

5·如果你能在鞋尖或鞋邊摸到自己的腳趾，請試一雙更大或更寬型的鞋子。

6·隨著年齡的增加，你的腳會變大，所以鞋子的尺寸也應該改變。

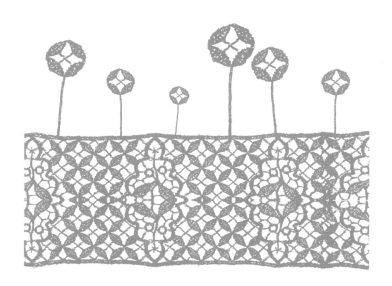

五、體育運動

愛好體育運動是一種良好的生活方式，不僅可以改善運動功能，對防治老年性癡呆、延緩各種併發症的發生也大有益處。根據病情，老年性癡呆症患者可在醫護人員、家屬的陪護下進行一些力所能及的運動。

早期老年性癡呆症患者，病情較輕，生活自理能力及自控能力尚可，可以進行一些運動，如打乒乓球、打羽毛球、下棋、打撲克、釣魚、慢跑、散步、練體操等；中期老年性癡呆症患者，病情較明顯，但可以由家屬陪伴進行散步、簡易手指操等運動；晚期老年性癡呆症患者，病情較重，若臥床不起，也要進行關節活動、翻身及肢體功能鍛鍊，以減少褥瘡等的發生。

（一）太極拳

太極拳源遠流長，蘊藏了我國傳統醫學的精髓。它強調和諧完美，注重「天人合一」，動作柔韌、穩定、緩慢、連貫，涉及到全身各個肌群和關節。

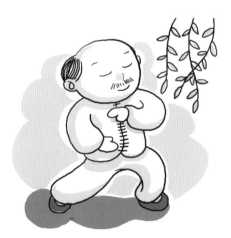

從中醫學角度講，太極拳有利於健腦益智。現代醫學證明，練太極拳時，精神貫注、意守丹田、排除雜念的意識境界，與身體運動相結合，使大腦相應的皮質功能區形成一個特殊興奮灶，而其他無關區域則處於抑制狀態。有利於修復和改善高級中樞神經的功能，發揮健腦強身作用。

　　練太極拳還有利於提高人體動作的平衡性與協調性。練太極拳可對自主神經系統產生良性影響，從而使自主神經系統活動紊亂得到調整和改善。

 專家提醒

太極拳是非常適合老年人的一項運動，對心血管系統、呼吸系統和消化系統等都可產生積極影響。

（二）單側健腦操

　　單側健腦操就是透過左半身的運動來提高大腦功能，達到健腦增智及防治老年性癡呆的作用。

1·舉臂運動

　　身體直立，兩眼平視前方，兩臂自然下垂。舉臂時，先將左手緊握成拳，再使前臂前屈，彎曲成90°，然後慢慢上舉上肢，舉至上肢伸直；放臂時，先慢慢彎曲左前臂，由左側緩緩放下，恢復垂手直立姿勢。進行上述動作時，動作要平穩，連續做5～10遍。

2·劃弧運動

直立不動，左臂平舉於身體左側，然後慢慢上舉，直至左臂直立，再以相反順序回到垂手直立姿勢。這幾個動作要注意以下幾點：身體保持平衡，頭部直立，兩眼平視，頭部不要側向右側，也不要靠向左臂。動作要連貫，不要中斷，連做5～10遍。

3·抬腿運動

仰臥，兩腿伸直，兩臂平放在身體兩側，上身不可彎曲。左腿伸直上抬，抬至與身體垂直；再使左腿倒向左側，直至與身體平齊，但不要使左腿擱在床上或所躺的其他地方，即左腿不要鬆勁。隨即按相反順序返回，最後恢復平臥姿勢。做以上動作時，左腿必須最大限度地伸直，不能彎曲，連做5～10遍。

4·側臥運動

先直立，再向左側倒下，以左手和右腳尖支撐身體使身體呈三角形；然後彎左膝，跪姿，再起身，直立。在傾斜側身橫臥和彎膝跪地時，要停頓10～20秒，連續做5～10遍。

 專家提醒

運動可以健身健腦，因此應根據病情的嚴重程度、病人的年齡和一般身體條件等綜合考慮，有計劃地選擇並進行日常功能的訓練。

（三）不對稱運動遊戲

不對稱運動遊戲方法很多，對於中老年人健腦、預防老年性癡呆大有裨益。運動不僅能強壯人的體魄，還能提升人的智力，但應循序漸進，適可而止，切忌極限運動。

1．指鼻子指眼

一人握住病人伸開的一隻手掌，用另一隻手拍打病人手心，病人的另一隻手用食指按在鼻尖上，其餘四指握拳。拍打病人手掌的同時，發出「鼻子」、「眼」、「嘴巴」、「耳朵」等各種指令，除喊「鼻子」病人手指不動外，在喊其餘指令的瞬間，病人要迅速地將食指指向所喊指令的部位。這種遊戲對訓練早期老年性癡呆症患者的反應和判斷能力有一定幫助。

2．摩膝敲膝

左手伸開，手心緊按在左膝頭；右手握拳，拳頭擱在右膝頭。喊「開始」後，左手沿大腿前後摩擦，右手同時用拳頭上下敲打膝頭。這個遊戲開始做的時候，左手總會不自覺地變成與右手一樣的敲膝動作，或右手變成與左手一樣的搓膝動作。

當逐漸習慣後，雙手就會逐漸適應各自的動作，這時別人可以大喊一聲「換」，要求左右手突然變換動作，變換之初，將又是一陣手忙腳亂，但逐漸就會適應。

第六部分

早治療，早受益

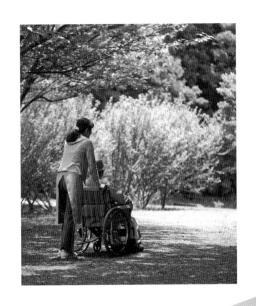

自測題

1.下列哪一項對於癡呆的預防沒有好處（　）

　　A. 適當的體力和腦力工作

　　B. 保持樂觀心態

　　C. 多交朋友

　　D. 下班總是走一樣的路

2.哪一項不是騎自行車的好處（　）

　　A. 增強心肌收縮力

　　B. 擴大肺活量

　　C. 提高心肺功能

　　D. 防止中風

3.哪種病史最易引起血管性癡呆（　）

　　A. 腦血管病

　　B. 高血壓

　　C. 糖尿病

　　D. 高脂血症

4.下列哪種檢查可早期發現消化道疾病（　）

　　A. 測血壓

B. 稱體重

C. 大便潛血實驗

D. 心電圖

5．下列哪一項是老年性癡呆的二級預防（　）

A. 預防病毒感染

B. 減少鋁中毒

C. 每年做一次頭顱CT檢查

D. 每天幫助病人洗臉

參考答案

1.D；2.D；3.A；4.C；5.C

問題回答有誤不用擔心，參看下面文章就會知曉。

一、衰老難免，癡呆可防

1‧適當的體力和腦力活動

持之以恆、量力而為的體力工作和體育鍛鍊，不僅促進血液循環和新陳代謝，而且還有大量資訊入腦，加強神經系統活動，提高調節能力，所以體力活動兼有加強腦力作用。

動物實驗顯示，周圍環境刺激越多，則腦皮質越厚，說明增加腦力活動的價值。實驗證明，適當的體育鍛鍊不僅有益於健康，而且有利於大腦抑制功能的解除，提高中樞神經系統的活動水準。

2‧適當的調節飲食

要注意營養均衡，按時進食，特別要補充足夠的優質蛋白和多種維生素。在膳食方面宜做到「三定」、「三高」、「三低」和「兩戒」，即定時、定量、定質，高蛋白、高不飽和脂肪酸、高維生素，低脂肪、低熱量、低鹽和戒菸、戒酒。

多吃富含維生素B_{12}的食物，如香菇、大豆、雞蛋、牛奶、動物腎臟、各種豆製品，以及含葉酸豐富的食物，如綠葉蔬菜、柑橘、番茄、花椰菜、西瓜、菌類、牛肉等。

3‧經常動手

透過活動手指，給腦細胞以刺激，對健腦十分有益。手指運動的方式很多，最常見的有寫字、繪畫、編織、彈琴、

玩兒童健身球、玩兒童玩具等。

4·培養愛好

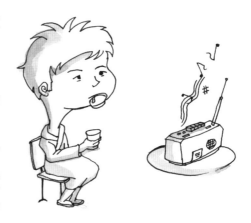

要注意培養自己的興趣愛好，如聽音樂、散步、運動、遠足、下棋等，可選擇其中某項或幾項作為調節大腦的方法。

5·多交朋友

要多交朋友，尤其是年輕朋友，因為年輕人頭腦比較敏銳，思想較為開闊。在相互交往的過程中，可改善氣氛，啟迪智能。當然，老年人之間的互相交流，對保持大腦的活力也頗有好處。

6·保持樂觀心理

要注意保持樂觀情緒，應節思慮，去憂愁，防驚恐。要寧靜無懼，恬淡虛無，與世無爭，知足常樂，清心寡欲。做到外不受物欲誘惑，內不存情感干擾，這樣氣血調和，健康不衰。

7·治療慢性病

防治直接損害智能的疾病，減少或避免損害腦細胞的疾病，對防止癡呆是非常重要的。應特別指出的是某些長期使用的藥物，如抗高血壓、鎮靜安定劑等，其中有些可干擾腦

功能，加速癡呆的進展，應予以重視。

此外，積極穩定的情緒，對防止智能衰退也有一定的作用。

 專家提醒

由於至今還沒有任何方法可以阻止老年性癡呆症的發展，也無特效藥可治，所以，最重要的方法在於預防。

騎車遠遊治百病

春暖花開，正是騎自行車遠遊的好時光。騎車遠遊，不但自由、方便、愉快，而且促人腿健壽長。享譽「綠衣使者」的郵遞員之所以多長壽，顯然與其常年騎車運動鍛鍊有關。騎車遠遊治百病，乍一聽也許有點誇張，但中老年人和腦力工作者常遠騎自行車確有防治疾病之益。

由於自行車運動的特殊要求，手臂和軀幹多為靜力性的工作，兩腿多為動力性的工作，在血液重新分配時，下肢的血液供給量較多，心率的變化也依據踏蹬動作的速度和地勢的起伏而不同，身體內部急需補充養料和排出廢料。

所以心跳往往比平時增加2～3倍。如此反覆練習，就能使心肌發達，心臟變大，心肌收縮有力，血管壁的彈

性增強。從而使肺通氣量增大，肺活量增加，肺的呼吸功能提高。智力減退、老年性癡呆症騎車途中，既要觀前，又須顧及左右，迴避來往行人和車輛，有時還要路經羊腸小徑、坎坷路面或上坡、下坡，故騎自行車能提高大腦的判斷和反應能力。

還有，左、右腳的輪翻蹬踏，牽動著相關的左、右腦神經，能促進大腦兩半球功能的平衡提高，增強智力，預防老年性癡呆症。

心臟病、高血壓、肥胖症經常遠騎自行車，免不了有時要上坡或逆風行駛，這對增強心肌收縮力、擴大肺活量、提高心肺功能和血管的舒、縮功能十分有益。

 深度閱讀

老年性癡呆根源可能是不良習慣

多家醫院進行的血管性癡呆危險因素的調查表明，不良飲食習慣、菸酒嗜好、精神刺激及腦血管病、高血壓、糖尿病和高脂血症等疾病是血管性癡呆的主要危險因素。

研究發現，血管性癡呆的發病特點是階梯式發展，每一次發病都比上一次加重，直到出現全面的智能障礙。65歲以上的人群中，35%有輕度認知功能損害，一年後其中25%的人會發展為癡呆。

調查顯示，60歲以上的老年人癡呆患病率為4%，其中血管性癡呆占多數。血管性癡呆症患者在飲食習慣方面，多有嗜辛辣和葷的特徵，且半數以上病人有吸菸、喝酒的習慣，菸齡超過10年。調查還顯示，癡呆與人的精神狀況關係密切，抑鬱、思慮、易怒、悲傷等不良精神刺激容易導致癡呆的發生。

對癡呆既往病史的研究發現，腦血管疾病是幾乎所有血管性癡呆症患者的根源疾病。其次是高血壓，在血管性癡呆中有54%的患病率。此外，有高黏滯血症、糖尿病和高脂血症的人患血管性癡呆的幾率也較高。多數病人往往在輕度癡呆時並未意識到，待發現時已是重度癡呆，貽誤了最佳治療時機。

將血管性癡呆分為平台、波動、下滑三期。癡呆的治療越早越好，早發現、早診斷、早治療可延長平台期，控制病情發展，並使之相對穩定，從而達到防止病情發展的目的。

二、60歲以上老年人應做記憶體檢

　　許多老年性癡呆症患者在被確診時，疾病已發展到晚期，即已到了不可逆的階段。如果60歲以後定期做記憶體檢，很多老年性癡呆就能早期發現。

　　60歲以上的老人比較容易患上老年性癡呆，而老年性癡呆通常在半年到一年才會有較明顯的發病變化，所以建議60歲以上的老年人在每年的常規體檢中，增加記憶檢查的項目。

　　實際上，只要簡單的記憶體檢就能及時發現早期老年性癡呆，一般而言，

　　記憶體檢主要檢查10種症狀：

　　①記憶喪失。

　　②不能完成熟悉的任務。

　　③語言障礙。

　　④對時間、地點判斷不清。

　　⑤判斷力下降。

　　⑥抽象思維能力障礙。

　　⑦常把東西放錯地

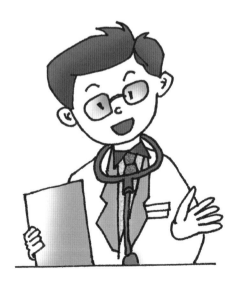

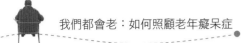

方。

⑧行為及情緒改變。

⑨性格改變。

⑩缺乏主動性。

 專家提醒

老年人經常做記憶體檢，早期發現老年性癡呆，對於癡呆症的防治作用很大。

 送給老年朋友的體檢清單

老年人應定期體檢，發現疾病及早治療。那麼，老年人應做哪些體檢呢？透過體檢又能發現哪些疾患呢？

1·量體重

身體過於肥胖會增加心臟負擔，易誘發心血管疾病，過於消瘦則會導致抵抗力降低，免疫功能下降而感染其他疾病。

2·測血壓

血壓高或低都應引起重視。

3·血、尿、便常規

多年的經驗證實，這三種檢查能發現許多疾病，住院病人均需檢查，故稱三大常規。

血常規可以確定營養狀態、部分免疫功能、體內有無感染灶存在、血液凝固功能等，如能加查血沉，更有意義。

尿常規主要反映泌尿系統有無感染、腫瘤等情況。而糞檢有助於全面瞭解胃腸功能。送尿標本時，最好取早晨（隔夜）第一次尿的最後部分。

送糞標本時，應先大致看一下，挑選你認為不正常的部分送檢，這樣有助於提高標本的陽性率。

4‧心電圖

心電圖可及時發現冠心病、心律失常等。

5‧查眼底

眼底動脈可反映出腦動脈硬化的程度。透過眼底檢查可早期發現老年性白內障、原發性青光眼等疾患。

6‧胸部X光線透視

X光線透視可早期發現肺部疾患，尤其是嗜菸者更應定期檢查。

7‧甲胎蛋白測定

測定甲胎蛋白可早期發現肝癌，對慢性肝病病人尤應注意檢查。

8‧大便潛血試驗

大便潛血試驗可早期發現消化道疾患及癌症。

9．其他

男人可加作前列腺檢查，女人可加作婦科檢查。這樣就一次OK了。老年人的定期體檢應每半年至少做一次，並注意做好體檢記錄，保管好化驗單。常規性檢驗排程（如體重、血壓、驗尿、心電圖、查眼底等）情況允許的最好每季度檢查一次，這樣既能及早發現疾患，又能對自己已患疾病的治療、趨勢有所瞭解。

深度閱讀

老年性癡呆的三級預防

老年性癡呆是老年人中危害甚大的疾病之一。隨著人的壽命不斷提高亦日漸增長，此病的預防對老年人來說是非常重要的。

一級預防：

消除或減少病因或致病因素，防止或減少老年性癡呆的發生。一級預防為病因學預防，在於預防危險因素，是在發病前採取預防措施。由於老年性癡呆迄今為止病因未明，有些危險因素在病因中已提到過的，有些是可以預防和干預的，如預防病毒感染、減少鋁中毒、加強文化修養、減少頭外傷等。

二級預防：

　　早發現、早診斷、早治療，爭取良好預後，預防復發。二級預防的服務對象為老年性癡呆危害發生前期及發病期病人，或需緊急照顧的急性期和危重病人，防止疾病進一步發展。因老年性癡呆確診困難，故需加強早期診斷技術，早期進行治療。一般認為老年性癡呆是衰老過程的加速。對確定的和可能性大的老年性癡呆和無認知功能缺陷的老年人每年做一次頭顱CT檢查（電腦斷層），由臨床診斷者測量中部顳葉厚度，結果確定的和可能性大的老年性癡呆症患者顳葉萎縮明顯快於無認知缺損的老年人。故對疑有此病和確定此病的老年人定期做此方面的檢查，並給予積極的治療是非常必要的。

三級預防：

　　做好老年性癡呆的康復，減少功能殘疾，延緩衰退，減輕痛苦，提高生活品質。三級預防的服務對象為需要康復和長期照顧的病人，主要是發病後期的危機預防、特殊治療、防止惡化、防止殘疾。幫助病人儘可能地恢復社會功能，指導病人正確對待所患的疾病，使病人減輕痛苦，提高生活品質。雖然老年性癡呆症患者的認知功能減退，但仍應儘量鼓勵病人參與社會日常活動，包括腦力和體力活動。尤其是早期病人，盡可能多的活動可維持和保留其能力。如演奏樂器、跳舞、打牌、打字和繪畫等，都

有助於病人的生活更有樂趣，並有可能延緩疾病的進展，因為嚴重的癡呆症患者也可對熟悉的社會生活和熟悉的音樂起反應。

三、老年性癡呆症患者不能怕出門

　　家有老年性癡呆的老人，無疑是一件很令人頭疼的事。成天丟三落四，想起這個忘了那個的，恐怕任誰也不放心把他單獨放在一處，更不要提讓他出門了。研究顯示，老年性癡呆症的病情會受到社交活動、心理問題的影響。

　　此外，現代影像學也發現，老年人增加運動和感覺刺激，能增加腦部代謝活動，並增加血供，減少腦萎縮。所以，勤於學習，多出家門，參加社會活動，如探親訪友、打牌下棋、體育鍛鍊等是緩解老年性癡呆的有效方法。

　　對待老年性癡呆症患者，不應該採取關在家裡的方法，因為這只能導致老年人活動量減少，大腦的資訊刺激減少，而使癡呆症狀進一步加重，並出現心理問題。所以，應該鼓勵老年人多出門，如怕他走丟，就提前把姓名、地址寫在卡片上，讓老年人隨身攜帶。如出現定向障礙，則需在外出時請人陪同。

專家提醒

老年性癡呆者更要注意和外界的溝通，家屬要注意病人的安全。

深度閱讀

防癡呆，多和老年人說說話

人們應多與老年人對話。因為老年人更需要傾訴和陪伴，需要被人關注。目前老年人最大的問題是孤獨。

為減輕老年人的孤獨感，目前很多地方都實行「老小共處，互相學習」。小學校或幼稚園都與當地老年人建立了聯繫，定期互訪，邀請老人們到小學參加活動，讓他們講過去的事情，講從前沒有電子遊戲機的時候玩些什麼。有的學校還將空置的教室開闢為老年人活動中心，讓老年人在孩子們的讀書聲和喧鬧聲中感受活力。

此外，某些慈善機構，有一項慈善活動是陪老年人說話。志願者上門陪老年人說話，也有透過電話問候老年人的。不少志願者表示與老人們聊天能聽到很多過去有趣的事情，能感受老人們的人生經驗，對自己來說也是很好的學習機會。

與老年人對話可以稍微「偷偷懶」，這樣做既給了老人們最需要的關心和愛護，也給自己留下空間。比如說，當老人們重複說過多次的舊事時，不要說：「你說過多次了，我知道。」，甚至急躁地說出下文。對於老年人，這樣的態度是粗暴的，作為晚輩完全可以換一種柔和輕鬆的方式：可以「嗯」、「啊」地答應著，但腦子裡則在想著自己的事情。因為已經知道老年人下面要說的舊事是什麼，所以完全可以隨時接上話。

多些時間陪伴老年人聊天，可以讓老年人增強自信，樂觀開朗，對防止老年性癡呆症有明顯效果。

四、全社會都來關注老年性癡呆症患者

老年性癡呆症已成為現代社會老年人的主要致死疾病，是導致老年人殘疾和不能獨立生活的主要原因。它不僅降低病人的生活品質，也給社會、家庭帶來嚴重危害和沉重的負擔。癡呆症程呈進行性，在病情發展到中、重度階段，走失迷路是很常見的，很難保證老人不會在下一次走失中發生意外。走失的老年人一方面通常會漫無目的地走到離家很遠的地方，家人很難找到。另一方面，即便有好心人，老年人的一問三不知使得人們往往不知道該把他送到哪兒。

的確，生活不能自理，需要別人照顧，對任何人來說都是一件感覺不太舒服的事情。老年人往往對照顧自己的人有負疚感，他們不會像嬰兒那樣理所當然地依賴別人。然而，萬事都應順其自然。既然到了不得不依賴別人的地步，那全社會就應該給予老年人更多愛，對待老年人多一些愛心和耐心，幫助他們安度晚年。

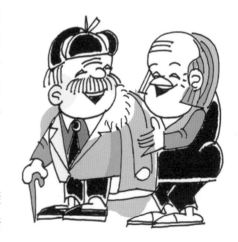

預防老年性癡呆，要加強優生宣傳教育，避免近親婚配，注意孕期衛

生，防止產傷。平時加強安全措施，防止頭部外傷及藥物中毒，及時治療腦炎、腦膜炎等腦部疾病。

老年性癡呆症患者易有焦慮、抑鬱、激動、淡漠等異常情緒，不同於一般病人，家人和社會對他們更要充滿愛心，做好情感護理。關愛病人，多多安慰、鼓勵，避免刺激性語言，建立信賴關係。對有衝動、傷人、自傷、逃跑等病態行為的病人，要提高警惕，注意防範，專人照管，家中剪刀、繩子、火柴、滅鼠藥等要收藏好，以免發生意外。

 專家提醒

對有嚴重特殊行為或病情不穩的病人，儘量避免其外出活動，必要時可住院治療。關愛老年人—這正是我們這個社會需要大力提倡的。

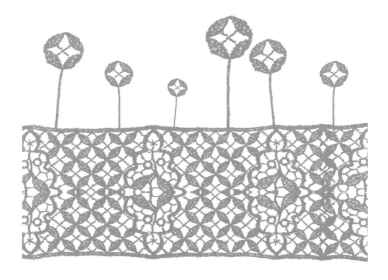

五、早診斷、早治療、早受益

　　世界老年性癡呆症宣傳日。紀念日的主題──診斷癡呆：有效幫助的第一步。隨著老齡人口比例增加，全社會應該更加關注老年性癡呆症，堅持早預防、早發現、早診斷、早治療。

　　然而在面對老年性癡呆症的高發率，無知、偏見、歧視和恐懼使其被許多人所忽視。絕大多數來就診的老年性癡呆症病人病情已經發展到中重度，其中重度更是占到了三分之

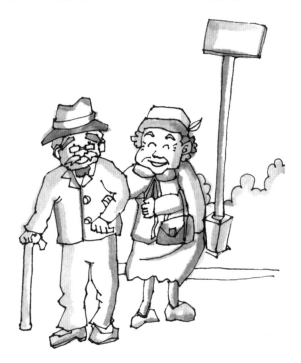

二以上，貽誤了最佳治療時機。

老年性癡呆症發展到中晚期後，病人會逐漸喪失各種生活能力，需要專人進行護理，護理成本和醫療成本給家庭帶來了極大的經濟負擔。

老年性癡呆症的流行與發病率隨著年齡的增長而成倍上升，年齡每增加5歲，發病率即增長1倍。因此，老年性癡呆的早期診斷十分重要。當老年人出現記憶力嚴重減退及認知功能障礙時，如能早期到醫院的精神科或神經科、內科、老年科檢查，一般均能作出正確診斷，並給予治療。但是人們常以為上述症狀是老年人的正常現象而未及時就診，結果導致嚴重癡呆而死於併發症。

 專家提醒

雖然目前對老年性癡呆症尚無根本治療方法，但如能早期服用腦復康、安理申、艾斯能、哈伯因等藥物，對輕、中度老年性癡呆有一定治療效果。

此外，近年來臨床試驗的結果顯示，銀杏葉提取物對老年性癡呆症亦有良好的療效。這類藥物可以改善缺血組織的血循環和能量代謝，增加血流量，從而保護細胞膜結構和功能的完整性，發揮缺血狀態下的神經保護作用，改善老年性癡呆症患者的病情，提高他們的生活品質。

附錄一、對老年家有幫助的膳食

 （一）老年膳食原則

1．注意給予低糖飲食

因為糖攝入過多，特別是精製糖攝入過多，易使腦功能出現神經過敏或神經衰弱等障礙。

2．供給充足的必須脂肪酸

膳食中提供充足的必須脂肪酸是極為重要的，它是大腦維持正常功能不可缺少的營養物質，必須脂肪酸含量較多的有核桃、魚油等，在膳食中可適量增加。

3．注意補充鎂元素

鎂是各種酶反應的輔助因數，與鉀、鈣等元素合作維護心肌和防治動脈硬化，從而增強腦的血流量，有利於防治老年癡呆症的發生。

4．注意補充含維生素C、維生素E和β——胡蘿蔔素豐富的食品。

如棉籽油、麥胚油、玉米油、花生油、芝麻油等，這些物質具有抗氧化物質，能夠延緩衰老。

5．烹調時不要將雞精粉放得過多。

雞精粉攝入過多，可引起頭痛、噁心等症狀。

6‧合理調節礦物質的攝入

飲食中含有的一些礦物質與防治老年癡呆症關係密切，例如鈣可以調節神經肌肉的興奮性，維持心功能的正常活動，改善老年人的認知能力。

7‧合理搭配飲食

注意補充海產品、食用菌、豆類及其製品、乳類、魚類、各種蔬菜和水果等食物，使機體獲得足量的礦物質。

8‧注意被充粗糧

老年癡呆症患者的血清硫胺素、尼克酸、抗壞血酸、核黃素、葉酸、維生素A和維生素B_{12}等均低。在日常飲食中多注意補充各種動、植物性食物和粗製糧食，滿足機體所需要的各種維生素。

（二）有益老年食療小偏方

1‧胡桃首烏燉豬腦

胡桃仁、何首烏各15克，天麻6克，豬腦1副，調味品適量。將天麻切片，首烏布包，豬腦去筋膜備用，鍋中放清水、天麻、胡桃、首烏，小火燉沸後，下豬腦，煮至腦熟，去藥包，調味服食。

可以臟補臟，以形活形，養血補腎，育陰填精，適用於老年人五臟虧虛、髓海不充所引起的心悸、失眠、記憶下降、癡呆、健忘等。

2・羊骨粥

羊骨1000克，米100克，細鹽少許，蔥白2莖，生薑3片，蓮米10克（研細）。

將羊骨洗淨，捶破，加水煎湯，以湯代水，加米、蓮米煮粥，待熟時調入細鹽、蔥白、生薑，早晚溫熱服食。

可補腎填精，聰腦安神，壯骨生髓，適用於腎精虧乏、脾胃不足之老年性癡呆等。

3・魚頭燉冬菇

鰱魚頭1個，冬菇、肥肉、調味品各適量，人參粉3克。

將魚頭切為兩半，放入蔥、薑、料酒醃2小時，把肥肉片、魚頭、冬菇同放盆中，加清水、食鹽適量，上籠蒸至30分鐘左。再放入黃瓜絲、蔥花、香菜、雞精粉、薑末、香油、參粉即成。

可聰腦明目益智，適用於腎陰不足、髓海不充所致心悸、失眠、步態不穩、視物模糊、癡呆等。

4・豬脊髓甲魚湯

豬脊髓200克，甲魚1隻，調味品適量。將甲魚用沸水燙死，去甲殼、內臟、頭、爪，豬脊髓洗淨備用，將甲魚肉與蔥、薑同放鍋中，大火燒沸後，改小火煮至甲魚肉待熟時，下豬脊髓，煮沸，再下胡椒、雞精粉、低鈉鹽、料酒等，煮熟服食。

可補氣血，填腎精，強腰脊，聰腦目，對老年性癡呆、腦動脈硬化、腦萎縮等，有良好的補益食療作用。

5．花生白米粥

　　花生米45克，白米60克，冰糖適量。同入砂鍋內，加水煮至米爛湯稠為準。每晨空腹溫熱食之。花生米中的卵磷脂是神經系統所需要的重要物質，能延緩腦功能衰退。

6．核桃紅棗粥

　　核桃仁30克，米200克，紅棗10顆。將以上3味食材洗淨，加適量水，用小火熬煮成粥，約30分鐘即可。核桃有「萬歲子」之稱。核桃仁中所含維生素E，可使細胞免受自由基的氧化損害，抗衰老，預防老年癡呆症。

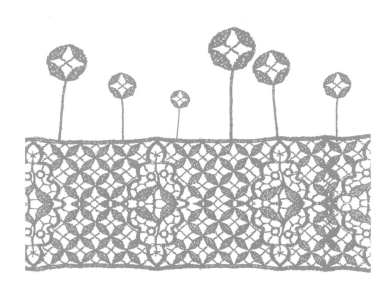

附錄二、時常注意老年人的營養問題

1‧老年人的合理膳食

　　老年人由於生理、身體結構、免疫功能的變化，對營養的需求自然不同於年輕人，因此，老年人的膳食應注意：

　　老年人對總能量的攝入應適當加以限制，但蛋白質的供給必須充足，尤其應注意食物的用量和消化吸收率。如黃豆，蛋白質含量高、品質也好，但老年人咀嚼不便，最好食用豆漿、豆腐乾、豆腐等豆製品。雞肉不僅含有豐富的蛋白質，且肉質鬆軟，脂肪分布較均勻，故較易消化。魚肉纖維較短，含飽和脂肪少而含水分多，肉質細嫩，蛋白質消化率高達87%～98%。因此，老年人適合食用雞肉、魚肉。糧食的蛋白質含量不高，但因是主餐，進食量較大，也可作為蛋白質的主要來源之一，如200克麵粉可提供蛋白質20克。但跟青年人相比，老年人對麵粉的淨利用率要低，如主副食搭配適宜，在吃糧食的同時適當食用豆製品或動物性食品，可以充分發揮蛋白質互補的作用，提高食物的營養價值。

　　老年人每日脂肪總攝入量應限制在總熱量的20%～25%。脂肪種類的選擇應以富含多不飽和脂肪酸的植物油為主，而應控制飽和脂肪酸含量多的動物脂肪的攝入量，如豬油、牛油、奶油。多不飽和脂肪酸、單不飽和脂肪酸與飽和脂肪酸的比值應為1：1：1。

應充分供給富含鈣、鐵及維生素A、B$_2$、C的食物。乳類是維生素A、B$_2$的良好來源，並且含有營養價值較高的蛋白質和鈣，只是鐵含量較少。新鮮綠葉菜及紅、黃色瓜果類（如胡蘿蔔、南瓜、杏子等）含有較為豐富的維生素A、維生素C，也宜多選用。海帶、紫菜中含有較多的鉀、碘、鐵，對防治高血壓、動脈硬化有益。經常選用飴貝、淡菜、海帶、蘑菇、花生、核桃、芝麻等則可增加必須微量元素鋅、硒、銅等的攝入量，也有助於防治高血壓和動脈硬化。

老年人還應適當選用小米、紅薯、玉米等粗糧。食用粗糧製作的麵包比精白麵包具有更高的營養價值，它含有較多的維生素B$_1$，因而有助於維持老年人良好的食欲和消化液的正常分泌。同時，其中所含的食物纖維可對腸道進行刺激，使其蠕動增加，可防止因食物纖維不足而發生大便乾燥，甚至便祕等。

另外，由於老年人牙齒脫落往往咀嚼不好，消化吸收功能差，菜餚烹調應使之既易於消化，又能使食物中原有的營養成分得到最大限度地保存。膳食安排以少食多餐為宜，一天可三餐主餐，兩次增餐。食譜應多樣化。早餐要注意品質，晚餐量不宜多。總之，平衡膳食是增強老年人體質和延緩衰老的基礎。

2．老年飲食要注意

老年人由於動的時間少，靜的時間多，以致體內攝取的熱量無從消耗，身體就會逐漸發胖。過胖對健康不利，會引

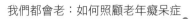

起各種疾病，如動脈硬化、高血壓、哮喘、糖尿病、心臟病及腦血管意外等，因此，老年人應該控制自己發胖。並且有些老年人體弱多病，飲食養生對於老年人的身體保健有著很重要的作用。

為了讓自己擁有一個好的身體，老年人飲食要注意以下幾點：

①不暴飲暴食

宋代的張待在《醫說》中說道：「食欲少而數，不欲頓而多。」也就是現代科學主張的「少量多餐制」。一次吃得過多，就會驟然加重胃的負擔，於是引起胃痛、嘔吐、腹脹、噯氣等症狀，嚴重者導致急性胃炎、腸炎、胰臟炎、胃穿孔等，特別是過量飲酒者，更容易發生這些疾病，因為他們進食的食物基本上是生冷的食物。一日暴、十日寒，長時間的暴飲暴食給人體健康造成的危害是難以彌補的。

②大饑勿飽食，大渴勿過飲

人在大饑大渴之時，最易一次吃得過飽或飲水太多，從而使腸胃難以適應，出現病症，造成不良後果。古人主張「先饑而食，先渴而飲」，這是防止饑不擇食、渴不擇飲的科學飲食方法。

③飲食不可勉強

有些老人本來飲食是很合理的，但有時卻因為某些原因，在不想進食的情況下，卻又勉強進食。這種做法對身體是很不利的，會對脾胃造成一定的傷害，因此老人要注意節

食，不想吃時不吃，不想喝時不喝，保護脾胃，是健康長壽的關鍵環節。

④進食要定時定量

吃飯要定時定量，不能提早或延後，而且注意不能過量。這對維持胃腸功能，保持其運動的節奏性和工作的規律性，乃是十分重要的。

⑤飲食要合理

有些老年人，對飲食太過於講究，例如，有的老人為了防止肥胖，採取過分節食或極端素食主義的方法。這樣必然使人缺乏重要的營養素蛋白質和脂肪，身體抵抗力降低，從而引發疾病。「砍壽而瘦」，強調過分，反倒事與願違。還有一些老年人認為自己已經上了歲數，吃不吃沒什麼關係，或為疼愛小輩，在飲食上自守清苦，每天粗茶淡飯，以糧為主。這樣時間一長，就會造成營養缺乏，體質也會下降。

老年人與青年人不同，老年人由於年齡的原因，身體的各個器官已經老化，因而健康飲食保健為先，對老年人長壽是非常重要的。老年人應注意科學飲食，例如主副食搭配，葷素搭配等，只有這樣，才有利於抗疾病，抗衰老，身體健壯，延年益壽。

3·老年人冬季飲食

老年人飲食要注意葷素搭配，適當多吃些蔬菜、水果，可產生潤腸、助消化、防便祕等作用。食補可以為人體提供較高的熱量來禦寒。滋補的食品有著豐富的營養，產熱量

高，尤以肉、羊肉、牛肉、雞肉為滋補禦寒上品；大豆及豆製品能供給優質的植物蛋白和脂肪，也能夠提供很高的熱量。此外，大蔥、辣椒、生薑等也是獨具特色的禦寒佳品。另外還應注意多吃魚類、海產類食品和富含維生素A的食物。

多吃魚類對老年人的健康很有幫助。由於魚脂肪裡所含的脂肪酸，是促進大腦發達的最高物質。金槍魚、鮪魚、烏賊等魚類中含量很多，而豬肉、牛肉脂肪中則沒有。人腦中脂肪約占50%，其中10%是這種脂肪酸。它有助於減少大腦的炎症，保護大腦的血液供應。老年性癡呆症，就是因為大腦中這種脂肪酸逐漸減少造成的。多吃魚類可補充這種脂肪酸，從而可預防癡呆。金槍魚、鮪魚等魚的眼珠周圍的眼窩脂肪含有高濃度的這種脂肪酸，它不僅可以使大腦保持年輕，還能預防動脈硬化和心肌梗塞。

另外，老人在冬季多食用含有維生素A的食品，可使死亡率減少65%左右。維生素A可增強人體免疫功能，在老人發病率、死亡率較高的冬季，給老人多吃些維生素A含量豐富的食物，顯然對降低發病率、死亡率大有裨益。維生素A屬脂溶維生素，具有保溫祛寒作用，且能增強老人的抵抗力，使老人少患感冒、凍瘡等。

4 · 老年人飲品的選擇

奶粉是牛奶經過加工後製成的乾燥食品，方便保存。但奶粉在乾燥過程中，其中的一些營養素會遭到破壞，因此，

奶粉的營養不如牛奶。

　　豆奶與牛奶相比，雖然蛋白質含量相近，但核黃素只有牛奶的三分之一，鈣的含量只有牛奶的一半，尼克酸、維生素A、維生素C的含量則為零，鐵的含量雖然較高，但難以被人體吸收。從胺基酸的營養含量看，豆奶也比牛奶稍低一些。

　　從脂肪含量看，1千卡熱量的牛奶中，膽固醇的含量約為188毫克，豆奶則不含膽固醇，飽和脂肪酸也較低，這也就是吃豆奶要比牛奶和奶粉容易防止心血管疾病的道理。但是，老年人不應該完全用豆奶代替牛奶，因為如果這樣做的話，老年人所需的鈣、維生素A、維生素D、維生素B_2、維生素C以及尼克酸等營養素就會減少。目前，許多老年人由於骨中缺鈣，容易引發骨質疏鬆症，而牛奶是補充鈣質的良好來源。因此，老年人應該常喝牛奶。

　　然而，牛奶也有一個缺點，就是乳糖的含量過多，慢性潰瘍、腸炎、胃腸功能紊亂的老年人對乳糖的耐受性較差，常喝牛奶易腹瀉，他們就不宜多喝牛奶，而應常喝豆奶。

5‧老年人要重視肉食

　　以前人們都認同這樣的觀點：老年人應避免食肉，每天盡量吃得清淡一些，這樣做對延年益壽才有利。其實不然，最近日本學者從長期分析、研究的結果中得出：肉類在維持老年人身體健康方面，發揮不可忽視的作用。倘若老年人對動物性蛋白質和脂肪攝入不足的話，血液中的膽固醇值會下

降，這樣極有可能增加因血管脆弱引發腦溢血等病的危險。

老年人食肉究竟可以產生怎樣的療效呢？首先，日本醫生強調的是：東方人並不像歐美等國的人一樣過量進食肉類食品，血液中的膽固醇大量「堆集」，生成了一觸即發的腦溢血病灶。老年人每天需要食入一定量的肉類，這樣既可強化血管的彈性，又可預防心血管疾病的發生。

進食肉類科學的方法是：在一日三餐中，午飯或晚飯都應適量地吃一點肉。牛肉約為100克，雞肉約為50克，這裡指的食肉並非指只單純吃肉，而是說在我們每天的飲食中至少要保證肉類、魚類及蔬菜等10個種類的主、副食的攝入，才能夠將老年人領入健康的「田園」。食醋蛋有助於老年保健醋蛋是民間流傳的保健食品，對老年人有保健驅病之功效。製作方法如下：

先取180CC的9度米醋裝進大口杯，然後將一個生雞蛋洗淨浸入醋裡。經過36～48小時後，蛋殼被軟化，僅剩一層薄皮包著的雞蛋，用筷子將皮挑破，把蛋清、蛋黃與醋攪勻即成醋蛋。

醋蛋主要供飲用，每個醋蛋液可分5～7天服完，每日在清晨起床後空腹服用，每次加入開水2～3倍，再加點蜂蜜調勻服下（軟蛋皮可一次吃完）。第一個醋蛋僅剩兩天量時，再開始製作下一個醋蛋。

6．老年人宜多吃兔肉

兔肉細而鬆，食用後容易消化，它含有豐富的卵磷脂，

能阻止血栓形成，保護血管壁。同時兔肉脂肪含量很少，肉味純香，屬於低脂肪、高蛋白肉類，其肉的膽固醇含量較低，有抗衰老的作用。

因此，對於老年人來說，兔肉是十分理想的食物。

7‧孝敬父母慎買甲魚

作為孝順的兒女，你一定會想到為辛勞半輩子的父母買一些滋補品吧，那麼你想過要買甲魚嗎？如果對父母的身體狀況不是很了解的話，那麼盲目為他們進補將很有可能對他們的身體健康帶來危害。

甲魚營養豐富，富含人體必須的胺基酸與不飽和脂肪酸，同時還含有豐富的鈣、鐵、鋅、鎂、硒等微量元素和抗細胞氧化酶。常吃甲魚可以降低膽固醇，是預防動脈硬化的理想補品，對高血壓、冠心病、腦中風等患者有較好的保健作用。近年研究還發現，甲魚有抗癌和提高機體免疫力的功效。

盡管食用甲魚對人體有很多益處，但並不代表它適合所有人進食，甲魚不適合久病體虛、陰虛胃寒、食欲不振、消化不良、痛風、甲亢、肝腎功能不全等老弱體病者。專家提醒患有肝炎、肝硬化、腎衰竭、體弱多病的老年人，不要盲目用甲魚補身。因為這些人群的肝、腎解毒和排毒能力差，食用甲魚後，會有大量組胺物質入血，而機體無法將毒素快速排出體外，從而誘發肝昏迷，嚴重時會危及生命。

8‧老年人喝咖啡應謹慎

咖啡中含有咖啡因，飲後能使人的精神振奮，消除疲勞，提高腦的活動能力，並能增進食欲，促進消化等。經常適量飲用咖啡，還有減肥、提高運動能力、提高學習效率等作用。但老年人如飲咖啡不當，也會影響自身的健康。因此，老年人飲咖啡時應注意以下幾點：

①老年人不宜喝過濃的咖啡

濃咖啡能使人心跳加快，引起早搏、心律不整及過度興奮、失眠等，從而對人的休息和體力的恢復產生影響。晚上更不宜喝咖啡。

②患有動脈硬化、高血壓、心臟病的老年人，最好不要喝咖啡

研究證實，喝咖啡的人，飯後2小時，其血中的游離脂肪酸增加，同時血糖、乳酸、丙酮酸也都升高，這是因為咖啡因有升高血脂的作用。而心臟病患者平均每天飲用1～5杯咖啡，發生心肌梗塞的機會要比不喝咖啡者增加50％左右；平均每天飲用6杯以上者，其發病機會還要增加1倍。

③患有潰瘍病的老年人不宜喝咖啡

因為咖啡有刺激胃酸分泌的作用，而胃酸又可加重潰瘍病，導致疼痛、出血等。

④常飲咖啡的老年人應注意補鈣

據測定，喝2杯咖啡將損失15毫克的鈣。因此，常飲咖啡的老年人，每天需補鈣100毫克，或喝牛奶1～2杯，也可吃含

鈣豐富的食物，如黃花椰菜、豆類、海帶、蝦米等，以彌補因喝咖啡引起的鈣損失。

⑤老年人飲酒後不宜喝咖啡

因為咖啡因能增加酒精引起的損害。酒後用咖啡醒酒，很不利於健康。

⑥飲咖啡不宜多放糖

老年人應減少糖的攝入量，因此飲咖啡時不宜多放糖。患有糖尿病的老年人，不宜在咖啡中放糖。

9‧老年人不宜過量飲酒

每逢節假日，親戚朋友聚在一起，舉杯暢飲，以酒助興，這也無可非議。而且，少量飲酒，對人體健康還有一定好處。正如《本草備要》所說：「少飲則和血運氣，壯神禦寒，遣興消愁，避邪逐穢，暖水臟，行藥勢。」

老年人少量飲用酒精濃度在20％以下的黃酒、米酒、啤酒、果酒、葡萄酒等，是有益於身體健康的。美國一些科學家認為，葡萄酒可以作為某些疾病的輔助治療劑，尤其對老年人或身體虛弱、患有失眠症、精神不振的人是良好的滋補劑。而紅葡萄酒的抗病毒作用又高於白葡萄酒。但每次飲用葡萄酒不要過量，以不超過100CC為宜。有人認為，啤酒中的啤酒花具有清熱解毒、鎮靜、健胃和利尿之功，並且還有殺菌和防腐的作用。有的醫生還用「啤酒療法」治療肺結核、神經衰弱、胃腸消化功能紊亂和血液系統疾病、高血壓及心臟病等，尤其對習慣性便祕的療效更為顯著。有資料顯

示，適量飲酒還可以提高血液中高密度脂蛋白的含量，減少脂類在血管壁上的沉積，對防治動脈粥樣硬化有一定作用。

當然，飲酒若過量不但無益，反而有害健康。因為，這樣會「傷神耗血，損胃爍精，動火生痰，發怒助欲，至生濕熱諸病」，是「喪生之源」。有的老年人癡迷於酒，每天寧可不吃飯，也要喝酒，其實這對身體是有害的。因為酒精進入人體後，首先透過胃腸道進入血液循環，其中90％要經過肝臟代謝，其他10％則透過腎臟、肺臟等代謝。因此，長期或大量飲酒都會對肝臟功能造成一定的影響，使肝細胞受到損傷，導致老年性肝功能衰退或肝臟萎縮。

調查證實，長年大量飲酒者當中，患脂肪肝的人有30～50％，患肝硬化的人為10～20％。

心臟病患者過量飲酒對身體的危害更大，因為酒精可以造成心動過速，從而使心臟的耗氧量增加，導致心功能異常。對患有冠狀動脈粥樣硬化的老年人，過量飲酒，則會導致心肌缺血，發生心絞痛、心肌梗塞、心律失常，甚至會對生命產生威脅。此外，老年人在服藥前後，以及服藥同時切不可飲酒。因為，酒精能影響藥物療效，並且有可能產生嚴重後果。

總而言之，大量或長期飲高度酒，是不利於身體健康的。老年人為健康長壽著想，應改掉不良的飲酒習慣，即使是飲低度酒，也不可過量。

10‧老年人不宜多食糖

糖是人類三大熱源營養素之一，維生命活動不可缺少的物質。糖被機體吸收後，一部分參與能量代謝，一部分變成糖原儲存起來，另一部分轉化為脂肪。

老年人由於基礎代謝率減低，需要的熱量也會相應減少，若過多地食糖，熱量就會增加，糖在體內促使肝臟產生中性脂肪而轉變成皮下脂肪，最後造成肥胖。過多地食糖，時間一長還有可能發生糖尿病。因此老年人不宜多食糖。

11‧老人不宜多吃白木耳

白木耳不僅含有豐富的營養，而且還有補腎、潤肺、生津等功效，因此受到了很多老年人的喜愛，然而在臨床上，因食用白木耳不當而發生腸梗阻的老年人也比較常見。

這是因為白木耳不太好消化，而老年人消化功能又較差，如果一次食用過多或連續多餐食用，則會引起腸梗阻，表現為腹部陣發性絞痛、噁心、嘔吐、腹脹、便祕、肛門停止排氣等，有些病情嚴重的甚至需要手術治療。

為了避免老人食用白木耳引起消化不良，一定要將白木耳煮熟後再食用。先將白木耳浸泡在水中，然後再用小火慢煮，直到熟透。

12‧老年人不宜多吃瓜子

有些老年人在空閒時間常常喜歡一邊嗑瓜子，一邊看電視。殊不知這樣做不但對身體無益，反而有害。

這是因為瓜子的含油量很高，而且這些油脂大部分是不

飽和脂肪酸，過量食用，會消耗大量的膽鹼，使體內脂肪代謝發生障礙；大量的脂肪堆積於肝臟，會對肝細胞的功能產生不利的影響，造成肝功能障礙和結締組織增生，甚至會形成肝硬化或肝組織壞死。另外，瓜子在加工製作過程中要加入大量的食鹽和花椒、桂皮等香料，多吃這些物質同樣對健康有害。特別是隨著年齡的成長，老年人肝功能本來已經下降，血管也已經開始硬化，再多吃這些物質，對健康更為不利。

13.老年人不宜多吃糖水罐頭

糖水罐頭是將水果加糖和防腐劑等製成的罐頭食品。糖水罐頭中含有較高的糖量，無糖尿病的老人可以適當吃一點，但如果不加節制，大量食用，尤其是連日過多食用，則會使胰島細胞的負擔加重，這對具有發生糖尿病潛在危險的老人以及已經患了糖尿病尚不自知的人，都有導致高滲性昏迷的可能。因此，老年人以不吃或少吃糖水罐頭為佳。

14.老年人不宜吃冷食

夏天天氣非常炎熱，適時、適量吃些冷食或涼拌菜，既可改善食欲，又可防暑降溫，可謂是一件一舉兩得的事。然而，對於老年人來說，不宜提倡吃冷食。

這是因為老年人胃腸黏膜已經發生退行性變化，胃酸及各種消化酶的分泌逐漸減少，使消化功能下降，如經常吃冷食和涼拌菜，可引起胃黏膜血管收縮，使胃液的分泌進一步減少，會導致食欲下降和消化不良。同時，冷食如果吃得過

多，還可稀釋胃液，使胃酸的殺菌能力降低，破壞胃腸的自然防線，這時一旦有細菌和病毒進入消化道，很容易引起腸炎、痢疾、傷寒等胃腸道疾病。另外，部分老年人患有高血壓、肺心病、冠心病等，如果冷食或涼拌菜吃得過多，會很快引起冠狀動脈痙攣，使原來心功能不全的症狀加重，甚至會誘發心力衰竭。因此，老年人不宜吃冷食。

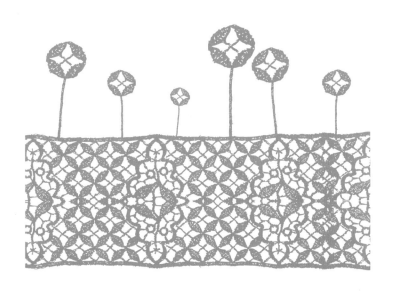

附錄三、老年癡呆症的穴位療法

老年癡呆症是一種持續性高級神經功能活動障礙，即在沒有意識障礙的狀態下，記憶、思維、分析判斷、視覺空間功能、情緒等方面出現的障礙。其特徵性病理變化為大腦皮質萎縮，並伴有 β-澱粉樣蛋白沉積，神經元纖維纏結，大量記憶性神經元數目減少。

①點按百會穴法

端坐，單手或雙手拇指置於百會穴處點按，一鬆一放反覆操作數次，以頭部有酸脹感為宜。百會穴在頭頂，正中線與兩耳連線的交會處。本法可改善記憶，預防老年癡呆症。

②點按郄門穴法

用可作為點穴位的工具或食指按壓於另一手臂的郄門穴上，長按3～5分鐘，局部有酸麻微痛感，並向上或向下延伸。郄門穴位於前臂掌側中央，腕橫紋上5寸，曲澤穴與大陵穴連線的中點上1寸處。本法可改善老年人記憶力，預防老年癡呆症。

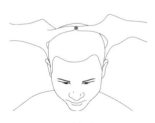

百會穴　　　　　　　郄門穴

國家圖書館出版品預行編目資料

我們都會老：如何照顧老年癡呆症 / 李英彥醫師
作. －－初版. －－ 新北市：華志文化, 2016.06
面； 公分. －－（醫學健康館：6）

ISBN 978-986-5636-56-2（平裝）

1.老年失智症 2.阿茲海默氏症 3.健康照護

415.9341 105007213

日 華志文化事業有限公司

系列／醫學健康館 0 0 6

書名／我們都會老：如何照顧老年癡呆症

作 者 李英彥醫師

執行編輯 林雅婷

美術編輯 楊雅婷

封面設計 黃雲華

文字校對 陳麗鳳

企劃執行 康敏才

社 長 黃志中

總 編 輯 楊凱翔

出 版 者 華志文化事業有限公司

電子信箱 huachihbook@yahoo.com.tw

地 址 116 台北市文山區興隆路四段九十六巷三弄六號四樓

電 話 02-22341779

印製排版 辰皓國際出版製作有限公司

總 經 銷 商 旭昇圖書有限公司

地 址 235 新北市中和區中山路二段三五二號二樓

電 話 02-22451480

傳 真 02-22451479

郵政劃撥 戶名：旭昇圖書有限公司（帳號：12935041）

書 號 C206

出版日期 西元二〇一六年六月初版第一刷

本書由江蘇科學技術出版社獨家授權台灣華志出版

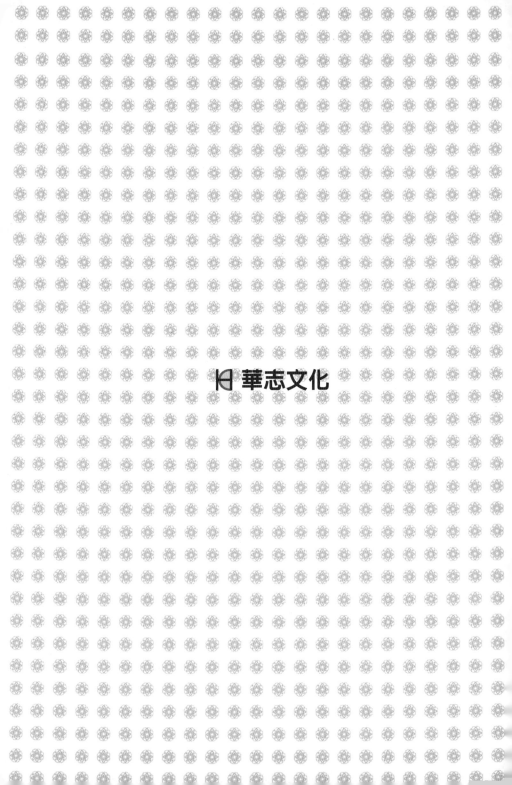
華志文化